大腸CTを身につける！
症例で学ぶ
大腸CT診断

監修　消化管先進画像診断研究会
　　　日本消化器がん検診学会　大腸CT検査技師認定委員会
編集　永田浩一
　　　遠藤俊吾
執筆　高林　健
　　　安田貴明
　　　藤原正則
　　　岩月建磨

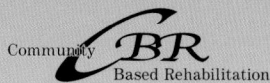

執筆者一覧

永田　浩一（福島県立医科大学，国立がん研究センター，自治医科大学）

遠藤　俊吾（福島県立医科大学会津医療センター）

高林　　健（斗南病院）

安田　貴明（長崎県上五島病院）

藤原　正則（亀田メディカルセンター幕張）

岩月　建磨（松田病院）

序　文

　大腸癌は本邦のがん死因において，男性では3位，女性では1位となっています（2011年）．そして，この状況は今後も続くと予想されています．大腸癌先進国と考えられていたアメリカでは主として大腸内視鏡による検診の普及，受診率の向上とともに罹患率・死亡率ともに明らかに減少傾向を見せています．2012年には50歳〜75歳の検診受診率は65%といわれ，2014年には80%まで引き上げることが目標とされています．一方，本邦の40歳〜69歳の検診受診率は2010年では25%程度にとどまっているのが現状で，日本政府もこの問題を重視し，今後5年以内に40%まで引き上げることを目標とすることが，やっと今年の閣議で決定されました．

　アメリカの検診は前述したように内視鏡による検診が主体ですが，本邦では便潜血反応による検診が行われ，便潜血陽性の場合に大腸内視鏡検査，バリウム注腸造影検査，そしてこの大腸CT検査が行われます．検診方法，対象年齢，さらには集計方法も異なるため，他の国との単純比較はできませんが，アメリカでの大腸内視鏡検査の件数は1500万件（DDW2014），本邦での件数は375万件（社会医療行為別調査）という統計があり，単純に人口比から考えるとアメリカと同じ割合で内視鏡検査を行うと現在の2倍の検査数をこなさなければなりません．この数は本邦の内視鏡検査の処理能力を超えているとも試算されています．こうした内視鏡検査の処理能力が限界に近づいている状況は日本ばかりでなく，アメリカやヨーロッパ諸国でも同じです．そこで大腸CTが注目されました．

　アメリカをはじめとして，イタリア，フランス，ドイツ，そして日本でも次々と大腸CTの大腸腫瘍の診断能に関する大規模試験による精度検証が行われ，その診断能の高さが注目されています．現在では大腸内視鏡検査を補完する検査として，欧米諸国で行われています．

　こうした世界的な状況の中で，待望の大腸CTに関する技術，読影に関する教本を上梓することができました．本書は日本で行われた大腸CTの精度検証に関する多施設共同試験に参加し，多くのノウハウを持った放射線技師の方々に主体となって執筆してもらいました．さらに多施設共同試験が終了した後も，現在までに4回に及ぶ消化管先進画像診断研究会を開催し，その中で参加した方からの質問や要望などをいただきました．そうした内容を踏まえて，本書では技術や詳細な撮影条件を示した上で，読影方法が解説されています．今までに蓄積された数多くの症例の中から，内視鏡所見との対比が可能で，撮影条件も厳しくチェックされたものを厳選しました．類書のない中で，休みを返上して，症例の選択，skypeによる討論を重ね，用語を統一したうえで執筆してもらいました．はじめは解説を読みながら，読影方法を身につけて，徐々に自分で読影をしていただけるように症例の順番を配慮しました．本書で解説された撮影，読影の方法をマスターしていただき，一人でも多くの方が大腸CTを臨床に用いることで日本の大腸癌を減らす一助になることを願ってやみません．

　本書は大腸CTに関するはじめての解説書を目指し，ワークステーションや自動炭酸ガス送気装置のメーカーにもご協力をいただきました．最後に，症例の選択から解説まで全般にわたり指揮をしていただいた永田浩一先生の超人的な情熱と行動力，本書の出版にあたりわれわれの情熱に親身に応えていただいた三輪さんをはじめとする株式会社シービーアールの方々，三報社印刷株式会社，株式会社AZE，テラリコン・インコーポレイテッドそして堀井薬品工業株式会社の関係者の方々に深謝いたします．

会津若松にて　　　　　　　　　　　　　　　福島県立医科大学会津医療センター　小腸大腸肛門科

　　　　　　　　　　　　　　　　　　　　　　　　　　　　　　　　　　　　　遠藤俊吾

目 次

序文 3
I. 読影をはじめるにあたって 5
    a. 読影トレーニングの特徴と注意点 5
    b. 読影の基本 6
II. 大腸 CT の腸管前処置 7
III. 自動炭酸ガス送気装置による腸管拡張法 8
用語解説 10
参考文献 11

症例で学ぶ ─ 株式会社 AZE 編

DVD のインポート方法とテキストの使い方 13
操作方法解説 14

GAIA-001 17	GAIA-011 37
GAIA-002 19	GAIA-012 39
GAIA-003 21	GAIA-013 41
GAIA-004 23	GAIA-014 43
GAIA-005 25	GAIA-015 45
GAIA-006 27	GAIA-016 47
GAIA-007 29	GAIA-017 49
GAIA-008 31	GAIA-018 51
GAIA-009 33	GAIA-019 53
GAIA-010 35	GAIA-020 55

症例で学ぶ ─ テラリコン・インコーポレイテッド編

DVD のインポート方法とテキストの使い方 57
操作方法解説 58

GAIA-001 61	GAIA-011 81
GAIA-002 63	GAIA-012 83
GAIA-003 65	GAIA-013 85
GAIA-004 67	GAIA-014 87
GAIA-005 69	GAIA-015 89
GAIA-006 71	GAIA-016 91
GAIA-007 73	GAIA-017 93
GAIA-008 75	GAIA-018 95
GAIA-009 77	GAIA-019 97
GAIA-010 79	GAIA-020 99

I. 読影をはじめるにあたって

　2007年秋に渡米した著者の一人である私は，現地の大腸CT画像を見て驚きました．高線量で撮影されていた当時の日本の画像に目が慣れていた私には，米国の低線量で撮影した大腸CTの画像がずいぶん粗く感じたのです．しかし，米国の撮影条件でも6ミリ以上の大腸ポリープを大腸CTで検出することには問題がありません．当たり前ですが，大腸CTはきれいな画像を得ることが目的ではないのです．内視鏡で治療が必要な6ミリ以上の大腸ポリープを見つけることが目的で，その中で線量を可能な限り低減することが大切だとその時に気づきました．その後，多施設共同臨床試験の経験や超低線量撮影の検証を経て，低線量あるいは超低線量による大腸CTでも検診に十分活用できることを確信しています[1]．

　本テキストには，チャンピオン画像のようなきれいな画像症例も，名人でなければ診断できないようなトリッキーな症例も一切ありません．われわれが日常の検診業務で経験した症例の中から，確実に診断してほしい，そのための糧となるような症例を取り上げました．読者の方の中には，画像の粗さや少し足りない腸管拡張を目にして戸惑う方もいるかもしれません．ですが，この撮像条件で治療が必要な病変をきちんと診断できることを感じていただけたら幸いです．

　すべての症例はゴールドスタンダードである大腸内視鏡検査で病変の存在を確認しています．これは大腸CTの読影トレーニングではきわめて大切なことです．内視鏡の結果がない症例で多くの読影経験を積んでも，偽陰性病変などの経験を積めないからです．正しいトレーニングを積まないと自分の間違いやすいピットフォールに気づかないままになってしまうリスクがあります．

　本テキストは読影の基本となるような症例，ピットフォールとなる症例などトレーニングに最適な20症例を取り上げています．複数の精度検証のノウハウを注入した，この20症例の読影と解説を身につけることで，確かな読影の基本になるものと確信しています．

a. 読影トレーニングの特徴と注意点

1. 本テキストではすべて任意型検診あるいは二次検診（便潜血陽性など）の目的で検査を受けた症例です．内視鏡検査後に実施された症例，あるいは術前検査目的で実施された症例はありません．
2. 内視鏡による全大腸の精査が全症例で完了しています．治療が必要な病変については，内視鏡診断だけでなく病理組織診断結果も記載しました．
3. 腸管前処置はすべてタギングが用いられています．
4. トレーニング内容は精度検証済みの読影方法に基づいています（図1, 2）．
5. 使用する3次元画像は内視鏡類似像（Fly-through）だけです．精度検証が十分ではない大腸展開像は使用していません．また，電子クレンジングは，精度が担保されていませんので本テキストでは推奨していません．
6. 病変の拾い上げは3次元画像と2次元画像のどちらでも構いませんが[2]，本テキストでは習得がより容易な3次元画像による拾い上げによる読影法で主に解説しています．
7. 解説の中では，理解を容易にするためのキー画像をなるべく多く掲載しました．
8. 治療が必要な病変を診断するための解説を主体にしています．5 mm以下の小さな病変については，そのすべてを解説しているわけではありません．小さな病変の解説は参考にとどめてください．また所見として憩室も有用な臨床情報ですが，本テキストでは触れていません．
9. 本テキストでは，株式会社AZEおよびテラリコン・インコーポレイテッドのワークステーションをもとにした解説を行っています．お手持ちのワークステーションが，DVDによるデータの取り込み，およびDICOMデータによる取り込みが可能であれば読影トレーニングは可能です．
10. 本テキストだけで読影に必要なすべての技術が身につくわけではありません．読影トレーニング

には175症例程度の経験が必要だと検証されています[3]．消化管先進画像診断研究会主催のハンズオントレーニングなどを通してさらに実力を伸ばしてください．

b. 読影の基本

　読影は，大腸病変の可能性のある領域を拾い上げて，それが真の病変であるか判定することの繰り返しです．病変の拾い上げには，3次元画像を用いる場合と2次元画像を用いる場合があります．3次元画像による拾い上げ読影とは，内視鏡類似像（fly-through）にて直腸→盲腸，さらに折り返して直腸まで観察することにより病変の拾い上げを行う方法です（図1）．2次元画像による拾い上げ読影とは，Axial像にて大腸の管腔を直腸から盲腸まで追跡して，粘膜面の病変を拾い上げる方法です（図2）．病変拾い上げを3次元画像で行っても，2次元画像で行っても構いませんが[2]，真の病変であるか判定するためには3次元画像と2次元画像の比較，さらに2体位の比較が必要です．

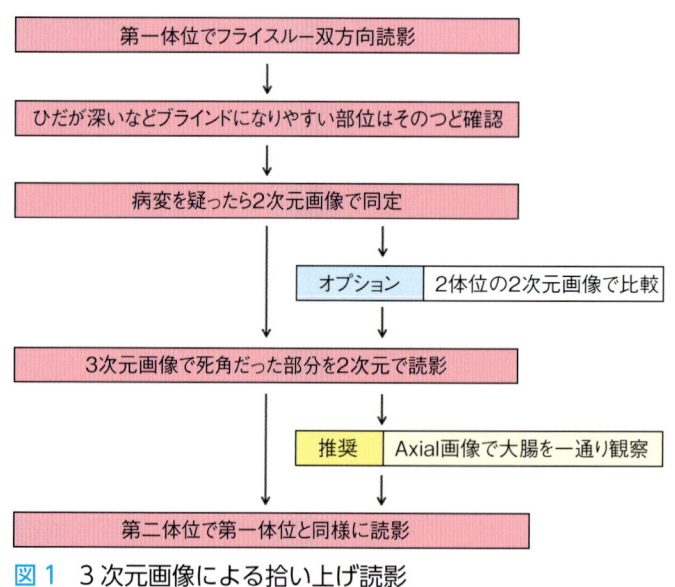

図1　3次元画像による拾い上げ読影

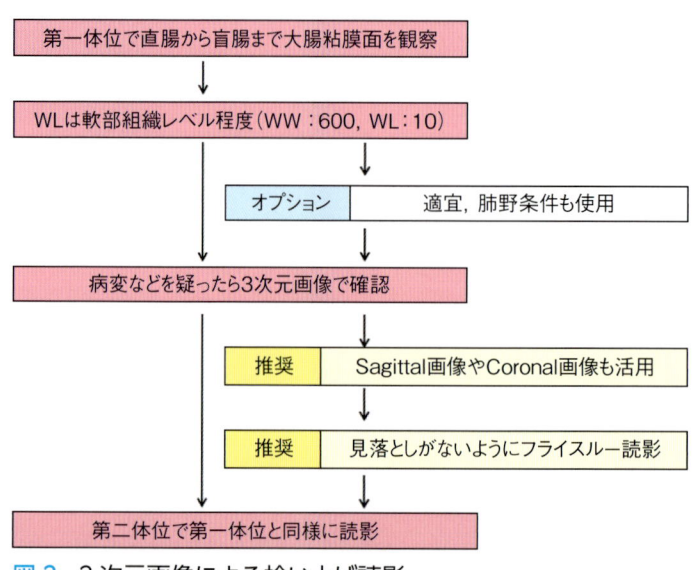

図2　2次元画像による拾い上げ読影

II. 大腸CTの腸管前処置

　スクリーニングを目的とする大腸CTの前処置法は，全大腸を評価する必要性があるために腸管洗浄に加えてタギングを行うことが重要となります．タギングとは経口的に造影剤を服用し，腸管内残渣や残液のCT値を上昇させ，残液内の腫瘍性病変の拾い上げや，残渣と腫瘍性病変の鑑別を容易にする方法です．タギングに用いる造影剤はバリウムと水溶性ヨード造影剤の2種類ありますが，現在，国内では大腸CT用のバリウムは発売しておらず，水溶性ヨード造影剤（ガストログラフィン®）を使用することが一般的です[4]．

　大腸CTは他の大腸精密検査と異なり，タギングをきちんと行うことで腸管洗浄剤や下剤を減量することが可能で，被検者の前処置の負担を軽減することができます．ただし腸管洗浄剤や下剤を減量した場合は，腸管内に固形残渣が残りやすく読影の難易度が上がるため十分なトレーニングが必須となります．

　各施設で施行される腸管前処置法はさまざまですが，本稿ではPEG–C（polyethyleneglycol solution plus contrast-medium bowel preparation／テキスト内表記:PEG–C 2000 mL）法[5]と低用量PEG–CM（low dose PEG–C and mosapride bowel preparation／テキスト内表記:PEG–CM 800 mL）法[6]について解説します．ちなみにこの2つの前処置法は本邦の多施設共同臨床試験 Japanese National CT Colonography Trial および UMIN6665 で用いられており精度検証がなされた前処置法です．

PEG–C 2000 mL（図3a，b）

　2000 mLのPEG溶液の内，腸管洗浄を目的として1620 mLを先に服用します．その後残り380 mLのPEG溶液に20 mLの水溶性ヨード造影剤を混ぜた400 mLのPEG–C溶液をタギング目的に服用します．前処置完了の目安としては，PEG溶液服用開始後，8〜10回程度の排便を確認した段階で完了と判断します．ただしこの前処置法は，最後に服用するタギング目的のPEG–C溶液が直腸に到達してから検査をする必要があるため，PEG–C溶液の飲み終わり時間に注意する必要があります．具体的には，PEG–C溶液の飲み終わりから検査開始まで最低1時間は空けることが推奨されます．

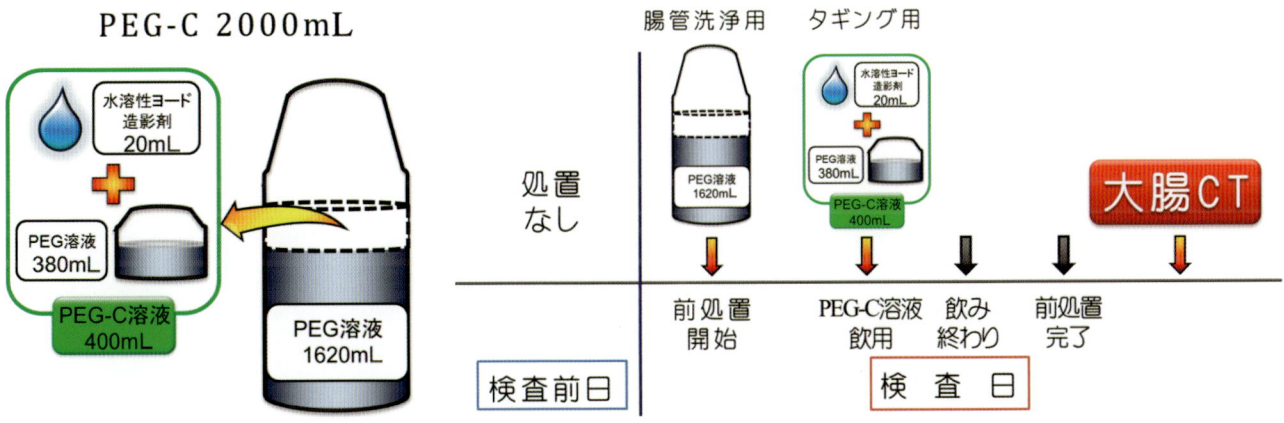

図3a　PEG–C前処置法（2000 mL）の調剤法

図3b　PEG–C前処置法の服用スケジュール

PEG-CM 800 mL（図4a, b）

　この前処置法は腸管洗浄用のPEG液単独の服用はありません．タギング用のPEG-C溶液400 mLを消化管運動機能改善薬のモサプリド20 mgとともに，前日の朝食後と夕食後の2回服用します．前日の眠前には大腸刺激性下剤のピコスルファートナトリウム内用液を服用し，翌日午前中に検査をします．腸管洗浄剤の少ないこの前処置法は，腸管内の固形残渣が多くなる傾向があり，より高度な読影技術が求められます．

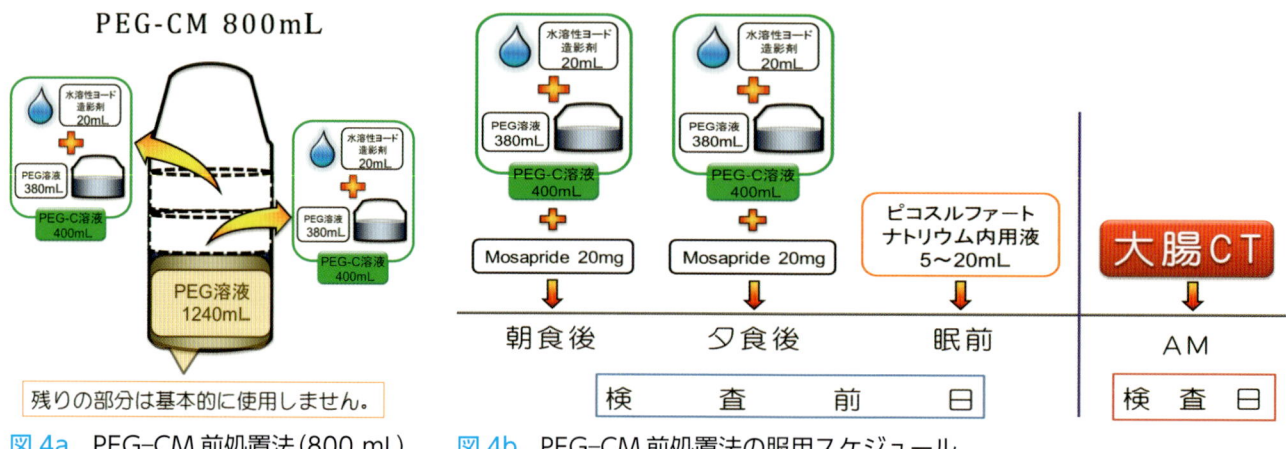

図4a　PEG-CM前処置法（800 mL）の調剤法

図4b　PEG-CM前処置法の服用スケジュール

Ⅲ．自動炭酸ガス送気装置による腸管拡張法

　大腸CTにおいて診断に適した十分な腸管拡張は病変を視認するため重要で，診断精度に大きく関与します．現在では，最適な腸管の拡張を行うためのアイテムとして自動炭酸ガス送気装置や直腸用チューブが発売されるなど検査環境が整備されています（図5）．

　自動炭酸ガス送気装置を使用する利点は，診断に必要な大腸の拡張を安全かつ簡便に行ってくれることです[7-10]．このため術者の技量による腸管拡張のばらつきが少なくなり，術者は被検者の状態把握や撮影に集中することができます．

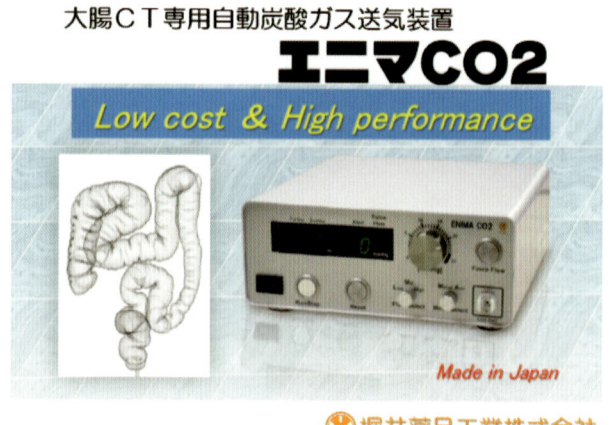
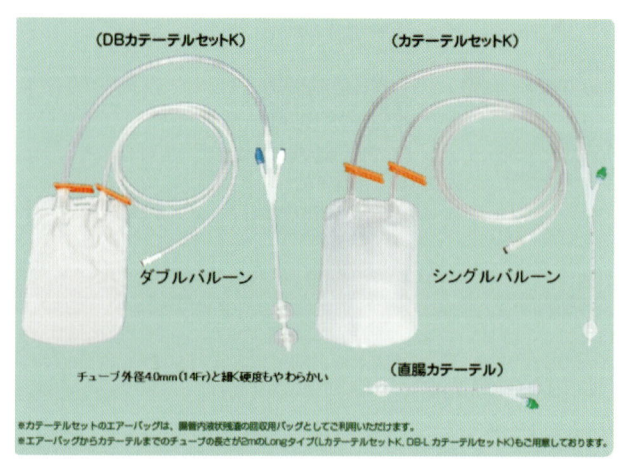

図5　エニマCO2（自動炭酸ガス送気装置）と直腸用チューブ
日本初の多施設共同研究JANCTやUMIN6665で開発・使用された実績のある装置（九州クリエートメディック（旧 精工タカネ）株式会社製，堀井薬品工業株式会社販売）．

自動炭酸ガス送気装置の使用法（図6）：送気圧は18～20 mmHg程度に設定します（図7）．送気圧が高いと過度な送気や被検者に排便感や腹部違和感をもたらすなど受容性を下げる要因になるので注意が必要です．直腸用チューブは大腸CT専用のチューブを使用します．直腸用チューブは左側臥位で挿入し，検査中にチューブが抜けないようにするためバルーンを5～10 mL程度膨らませます．バルーンを過度に膨らませると下部直腸の診断に影響を及ぼすことがあるので注意する必要があります．チューブの挿入に問題がないことを確認し，左側臥位のまま送気を開始します．送気は検査終了まで継続しますが，苦痛を訴えた場合や送気が進まない場合などは送気を停止して状況を確認します．注入圧が上がり送気が止まった場合は深呼吸を促したり，あるいは術者が被検者の腹部をやさしくマッサージをしたりするなどの対応が有用です．被検者が不安にならないようにコミュニケーションを図り，被検者の排便感や腹部違和感などの状態把握に努めることも重要です．ガスが1500 mL程度入り，注入時圧の変動が一定になると仰臥位へ体位変換を行います．体位変換時は，腹圧の上昇に伴う脱気や排便感が生じやすいので，ゆっくりとていねいに介助をします．一体位目撮影時のガスの注入量は1600～2000 mL程度を目安としますが，実際には個人差が大きいのでそのつど判断してください．本書で記載されている各症例でのガス送気総量の数値は各体位撮影時点での注入量を表示しています．体位変換後に位置決めスキャノを撮影し，大腸の十分な拡張を確認してから一体位目の撮影を行います．撮影された画像で腸管拡張の程度を再度確認し十分な拡張であれば，続いて二体位目の撮影を行います．二体位目の体位は腹臥位が基本となりますが，下行結腸やS状結腸の拡張が不十分な場合には右側臥位の選択も有用です．撮影終了後は脱気を十分に行ってから，直腸用チューブを抜去し検査を終了します．

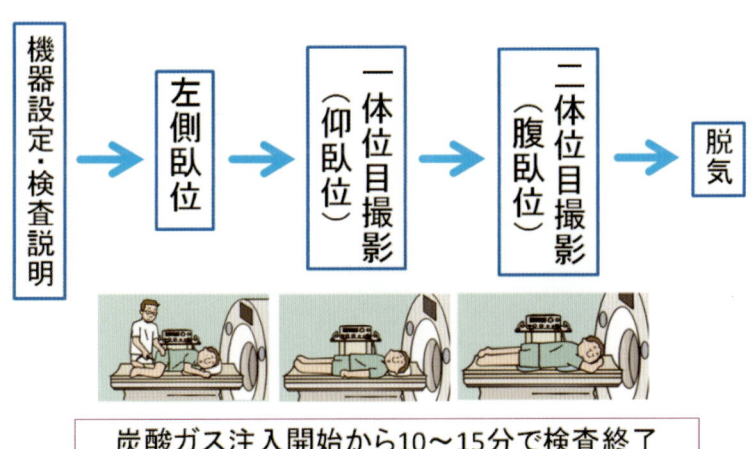

図6　エニマCO2を使用した検査手順

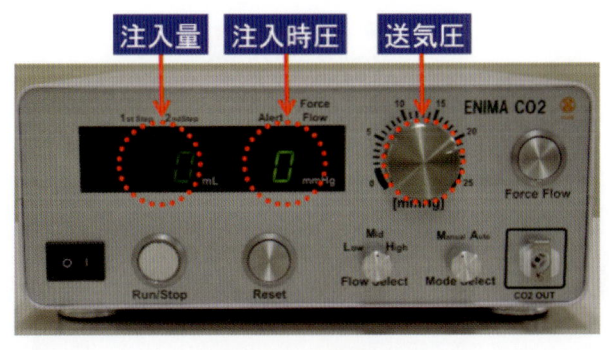

図7　送気圧の設定

送気圧など直感的に操作でき，撮影時必要な注入量や注入時圧の表示が見やすい．

用語解説

自動露出機構（auto exposure control：AEC）
　位置決めスキャノ画像をもとに被写体の相対的なX線吸収差を用い，管電流の出力を自動的に制御し画質を一定にするための機構です．受診者の体格に合わせた適切な線量を調整することで理論的には画像ノイズが一定となり，過剰なX線照射を抑えることができるので被ばく低減につながると報告されています[11]．

Filtered Back Projection（FBP）
　フィルタ補正逆投影法のことで，周波数空間でフィルタリングを行う方法です．現在のCTで一般的に用いられているデータ処理の手法になります（図8）[1]．

逐次近似応用再構成（iterative reconstruction: IR）
　収集された投影データ上でノイズを低減し，画像再構成の中でノイズ成分のみを抽出して繰り返し除去し画像再構成を行う技法です．（超）低線量撮影で撮影された場合でもこの再構成画像により画質が担保されます．逐次近似応用再構成法を使用することを前提に撮影することで，被ばくを低減することが可能です（図8）[1]．

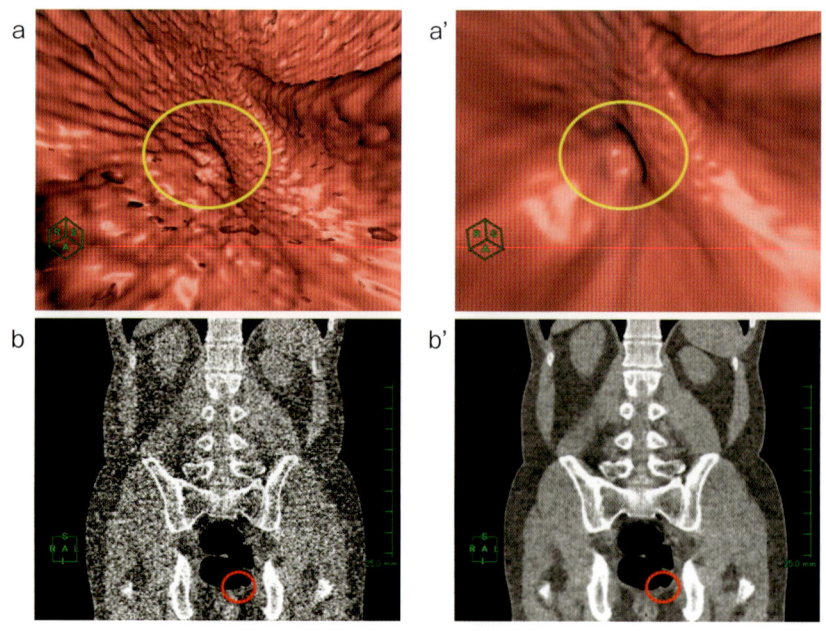

図8　超低線量大腸CT

1体位あたり0.489mSv（DLP:32.6）で撮影された画像．円内に10 mmの直腸ポリープがあるが，FBPによる画像（a, b）ではノイズ成分が目だつため指摘は困難である．同じ撮影データを逐次近似応用再構成法（a', b'）で表示すると明瞭に観察することが可能である[1]．

大腸の良性腫瘍および早期癌の形態分類[12]

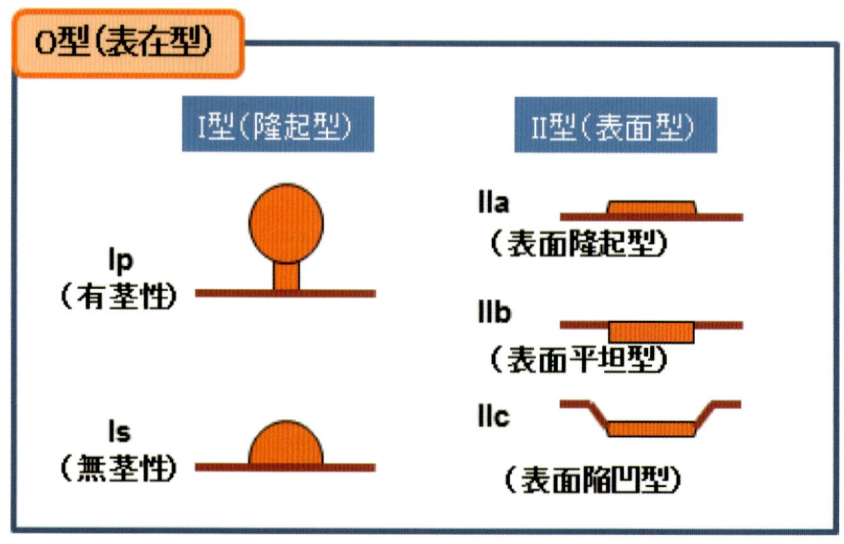

参考文献

1) Nagata K, Fujiwara M, Kanazawa H, et al. Evaluation of dose reduction and image quality in CT colonography: Comparison of low-dose CT with iterative reconstruction and routine-dose CT with filtered back projection. Eur Radiol 2014 Aug 6. [Epub ahead of print]

2) Hara AK, Blevins M, Chen MH, et al. ACRIN CT colonography trial: does reader's preference for primary two-dimensional versus primary three-dimensional interpretation affect performance? Radiology 2011; 259: 435–41.

3) Liedenbaum MH, Bipat S, Bossuyt PM, et al. Evaluation of a standardized CT colonography training program for novice readers. Radiology 2011; 258: 477–87.

4) Nagata K, Singh AK, Sangwaiya MJ, et al. Comparative evaluation of the fecal-tagging quality in CT colonography: barium vs. iodinated oral contrast agent. Acad Radiol 2009; 16: 1393–9.

5) Nagata K, Endo S, Ichikawa T, et al. Polyethylene glycol solution (PEG) plus contrast medium vs PEG alone preparation for CT colonography and conventional colonoscopy in preoperative colorectal cancer staging. Int J Colorectal Dis 2007; 22: 69–76.

6) 高林健, 大浦聡悟, 野島智, 他. 検査目的に合わせた腸管前処置法と腸管拡張について. Rad Fan 2014; 12: 744–6.

7) Burling D, Taylor SA, Halligan S et al. Automated insufflation of carbon dioxide for MDCT colonography: distension and patient experience compared with manual insufflation. AJR 2006; 186: 96–103.

8) Nagata K, Fujiwara M, Shimamoto T, et al. Colonic distension at CT colonography: randomized evaluation of both intravenous hyoscine butylbromide and automated insufflation. AJR 2014 (in press)

9) Kanazawa H, Utano K, Kijima S, et al. A comparative study of degree of colorectal distention with manual air insufflation or automated CO2 insufflation at CT colonography as a preoperative examination. Jpn J Radiol 2014; 32: 274–81.

10) 永田浩一, 伊山 篤. 大腸3D-CT検査用自動炭酸ガス送気装置の有用性—腸管拡張程度と受診者の受容性に関する無作為比較試験—. 日消がん検診誌 2013; 51: 465–73.

11) 茂木智洋, 永田浩一, 藤原正則, 他. 大腸3D-CTにおける被ばく線量と画質の比較研究—自動露出機構 vs. 一定線量撮影—. 人間ドック 2013; 28: 22–8.

12) The Paris workshop. The Paris endoscopic classification of superficial neoplastic lesions: esophagus, stomach, and colon: November 30 to December 1, 2002. Gastrointest Endosc 2003; 58 (6 Suppl): S3–43.

謝辞

本テキストの作成にあたり, ご協力をいただいたKKR札幌医療センター斗南病院の平山眞章先生, 北海道社会事業協会小樽病院の渡辺直輝診療放射線技師に深謝いたします.

DVD のインポート方法とテキストの使い方

DVD のデータインポート

1. データ DVD をコンピュータの DVD ドライブに挿入します．
2. VirtualPlace の患者リストで「追加ボタン」を押します．

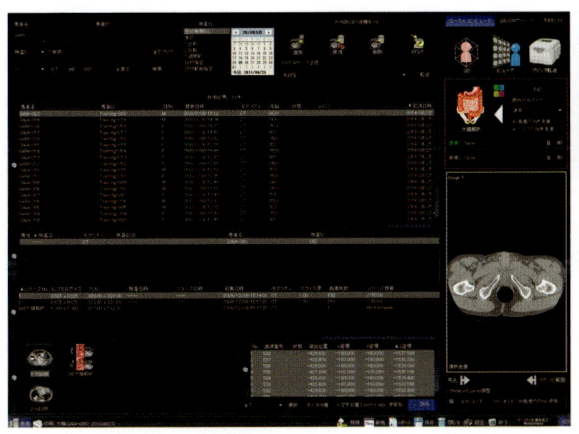
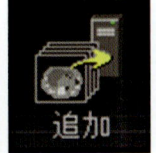
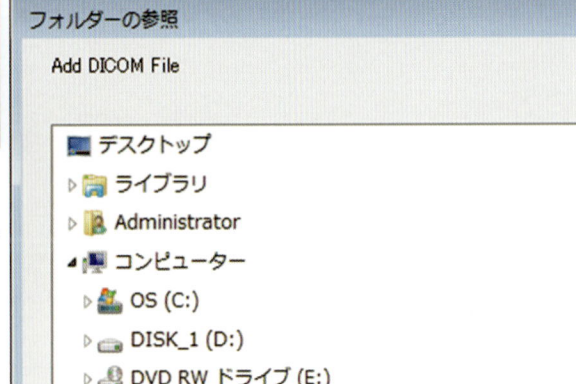

3. DVD ドライブを選択し「OK」ボタンを押します．
4. データのインポートが開始されます．
5. 2 枚目のディスクも同様にデータをインポートしましょう．

テキストの使い方

1. 撮影方法やガス注入を確認しましょう．
2. テキストに沿って操作を進行し病変を発見します．
3. 「症例のポイント」を参考にしましょう．
4. 最後に解答をチェックし，病変部を確認しましょう．

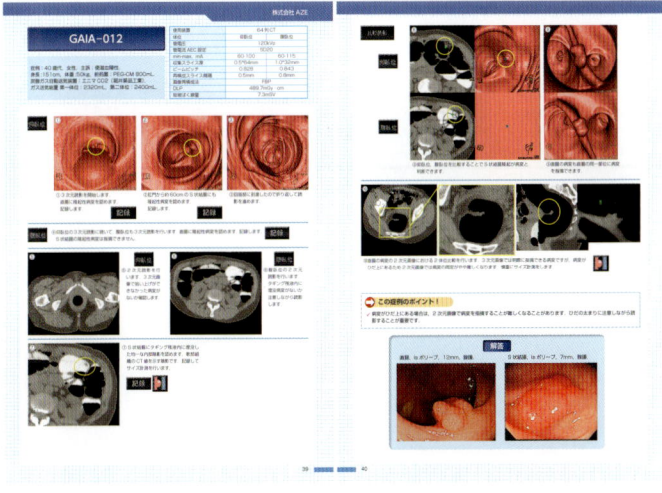

各種アイコン

フライスルーにて内腔観察を行う	 キー画像として保存	
ツールを使用	サイズの計測	2 体位を比較して観察

13

AZE VirtualPlace 大腸解析 Ver3.6 操作方法解説

1. 経路を抽出します．

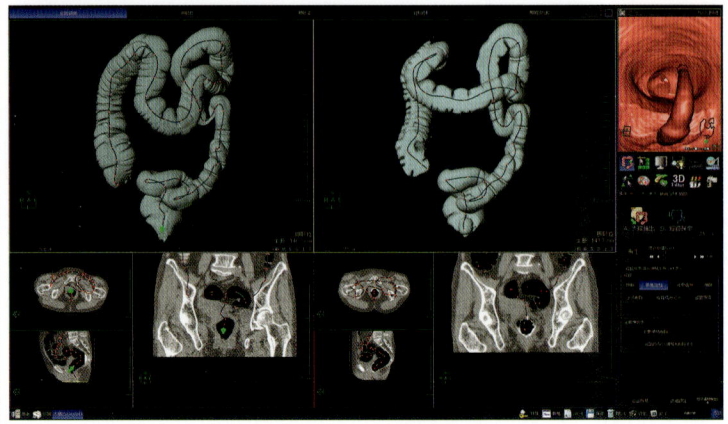

２体位分のデータを選択しソフトを起動します．ソフトが自動的に仰臥位と腹臥位を判定し，経路の自動抽出を行います．

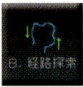

経路が抽出不足の場合は，腸管の空気部分をダブルクリックし「B．経路抽出」を押します．

2. 仰臥位で読影を開始します．

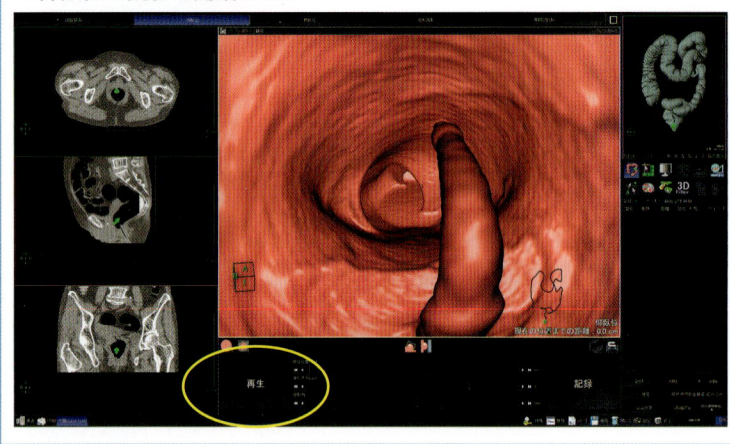

「再生ボタン」をクリックし仮想内視鏡カメラを自動走行させます．
・注目すべき構造物が出現したら画面内をクリックすることで自動走行を止めます．
・自動走行中に画面内をマウス右ドラッグで上下することで進行速度を変調できます．

3. 注目箇所は「ポリープ観察」を行い「サイズ計測」します．

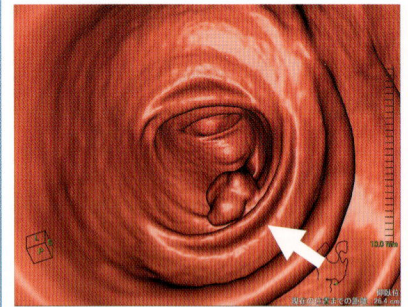 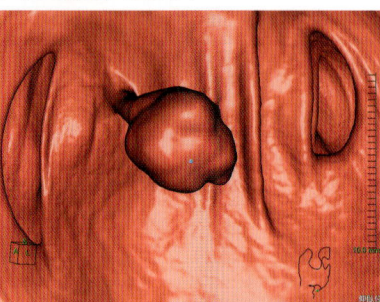

注目箇所が出現したら仮想内視鏡カメラの自動再生を止め，物体をめがけてダブルクリックします（左）．カメラが注目箇所に固定されるため，周囲を観察することができます．

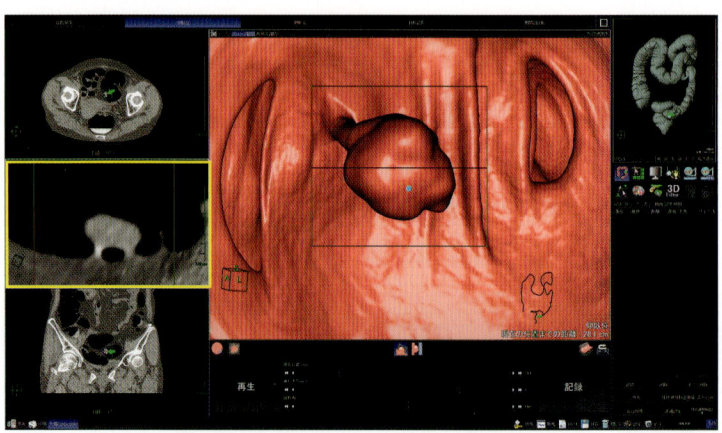

ポリープ観察アイコンをクリックし，病変を斜めに横切るように左ドラッグすることで表示される「黄色の四角ライン」で病変を囲いましょう．

画面左側に病変部が拡大されたMPRが表示されます．

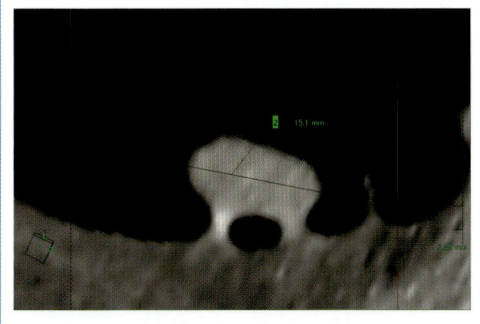

記録

計測機能を利用し，ポリープ観察機能によって拡大された MPR でサイズの計測をしましょう．計測ラインを設定したら「記録ボタン」を押すことで，記録位置とサイズなどをレポートに登録できます．

同様の操作を回盲部まで行い，経路を往復して直腸まで読影を行いましょう．

4. 腹臥位の読影を行います．

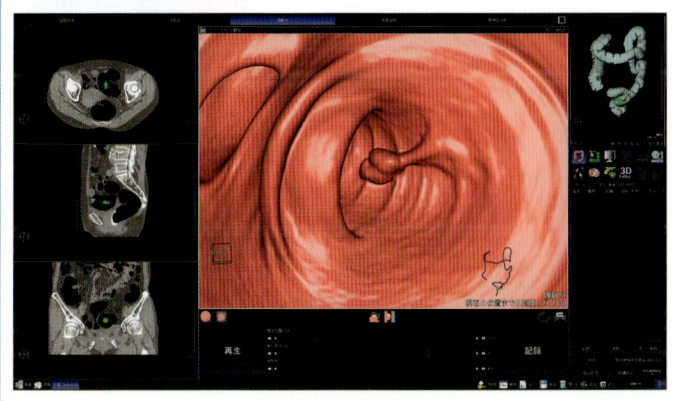

操作は仰臥位と同様です．気になる構造物をダブルクリックでチェックし，病変部はポリープ観察機能で MPR による読影を実施し，サイズの計測して記録します．

5.「比較読影モード」で両体位で記録した構造物の統合（マッチング）を行います．

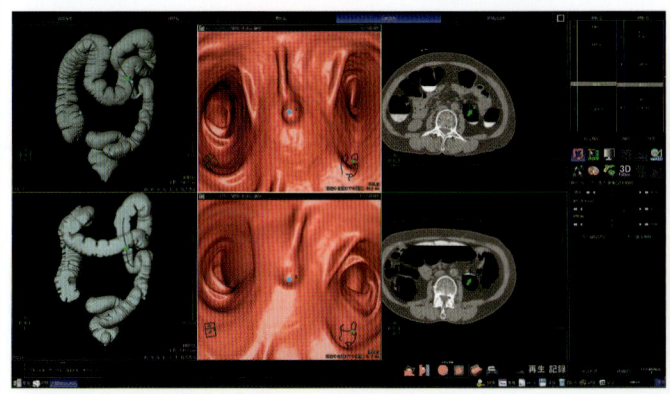 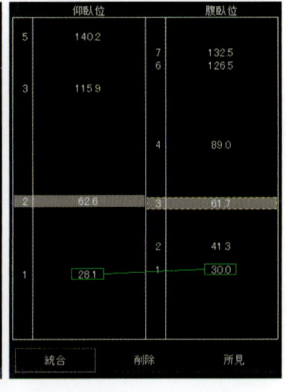

比較リストから両体位で同一構造物に対して「結合」ボタンを押しましょう．残渣は「削除」します．

各体位の構造物記録位置が近いものは同一構造物の可能性が高いです

6.「統合所見」で所見を記録しレポートを出力しましょう．

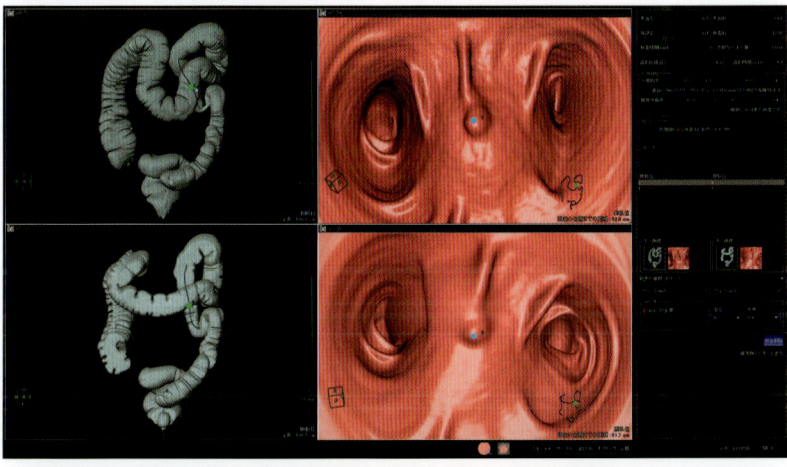 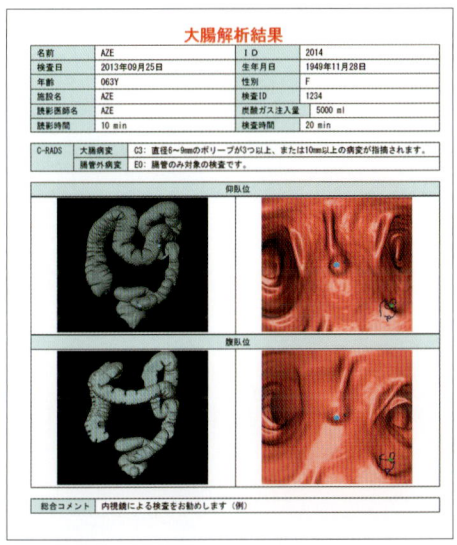

検査時間，読影時間，ガス注入量，C-RADS に基づく評価などを入力できます．必要な情報を確認し「レポート作成」ボタンを押してレポートが完成します．

GAIA-001

症例：40歳代，男性．主訴：便潜血陽性．
身長：178cm，体重：未測定，前処置：PEG-CM 800mL．
炭酸ガス自動送気装置：エニマCO2（堀井薬品工業）．
ガス送気総量：第一体位：1300mL，第二体位：2000mL．

使用装置	64列CT	
体位	仰臥位	腹臥位
管電圧	120 kVp	
管電流 AEC 設定	SD20	
min-max, mA	25-95	26-80
収集スライス厚	1.0*32mm	
ビームピッチ	0.843	
再構成スライス間隔	1.0mm	
画像再構成法	Filtered Back Projection (FBP)	
DLP	340 mGy・cm	
総被ばく線量	5.1 mSv	

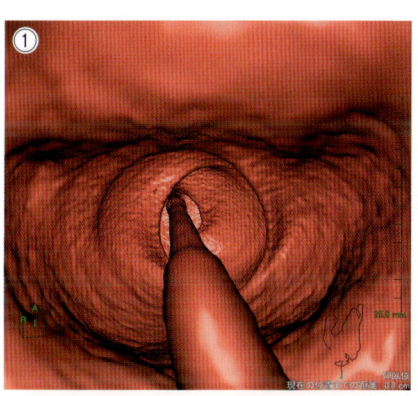

仰臥位　再生

①3次元読影を開始します．

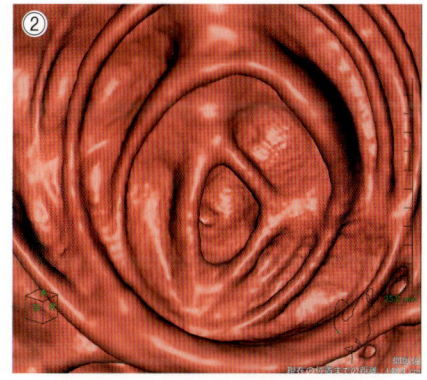

②盲腸まで観察して，折り返し直腸まで観察します．

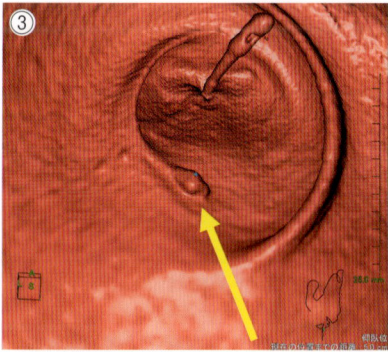

③仰臥位の3次元読影の終了間際に，下部直腸の病変を指摘できます．

記録

病変を記録します．

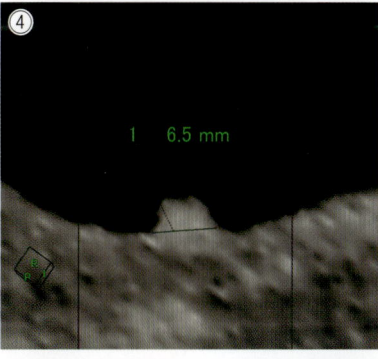

④内部陰影を確認します．軟部組織のCT値で内部は均一です．ガスの混入を認めず，病変が疑われます．
続いて，サイズを記録します．

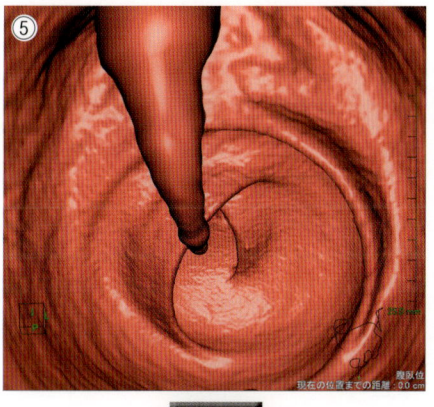

腹臥位　再生

⑤二体位目の3次元読影を開始します．直腸から開始し，盲腸まで到達したら折り返し，直腸まで観察します．

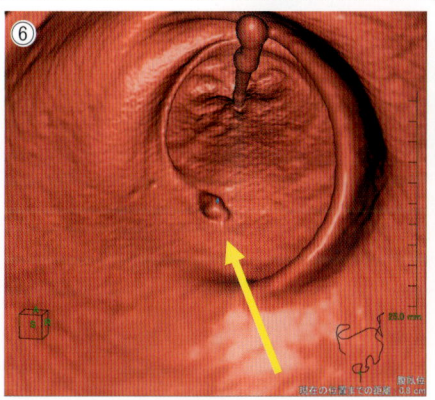

⑥腹臥位の3次元読影の終了間際に，下部直腸の病変を指摘できます．

記録

病変を記録します．

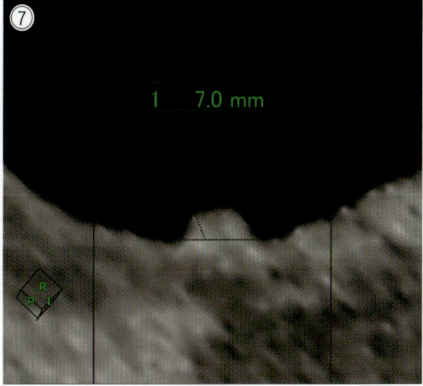

⑦内部陰影を確認します．軟部組織のCT値で内部は均一です．ガスの混入を認めず，腹臥位でも，病変が疑われます．サイズも記録します．

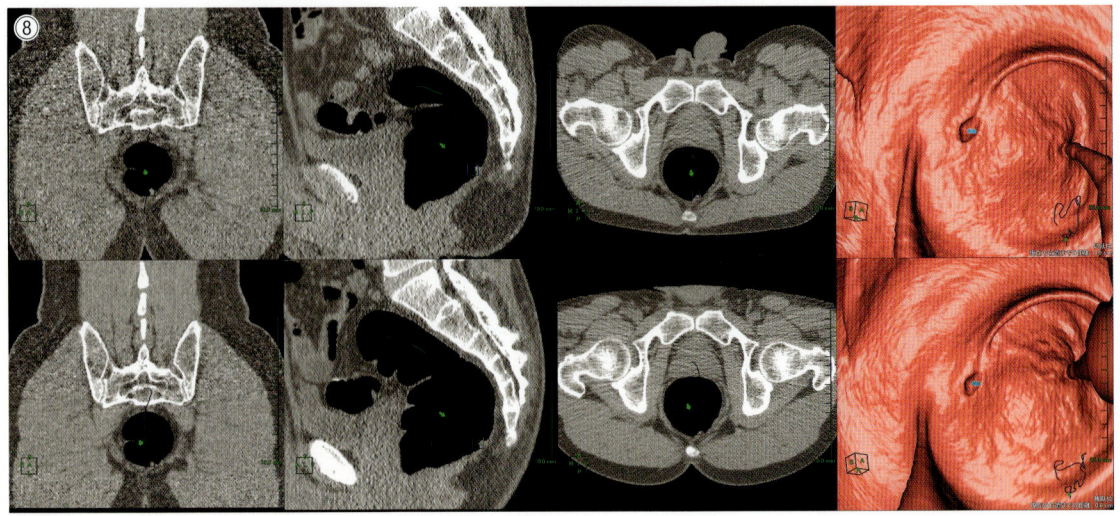

比較読影

⑧2体位比較読影を行います．各体位で病変が疑われましたが，2体位で移動がないかを確認します．Axial, Coronal, Sagittal画像のいずれでも同じ部位にあり，移動を認めません．内部陰影のCT値が軟部組織であること，水溶性造影剤によりタギングされていないこと，内部陰影が均一であることで病変だと診断できます．

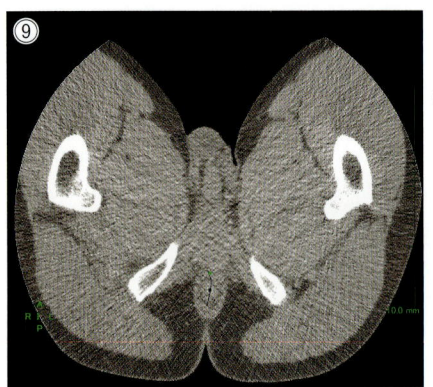

仰臥位

⑨Axial画像を中央に持ってきます．2次元読影を開始します．3次元画像で拾い上げができなかった病変がないか確認します．

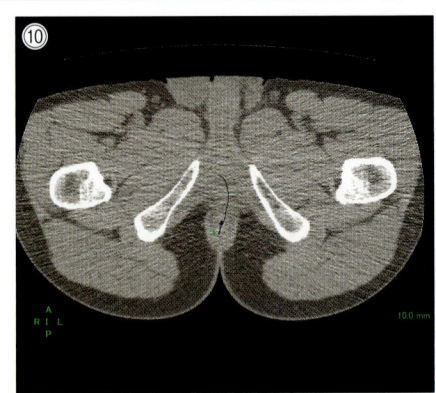

腹臥位

⑩腹臥位でも2次元読影を直腸から近位側に向かって行います．直腸病変以外は指摘できません．

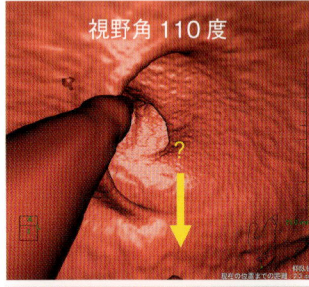

視野角110度

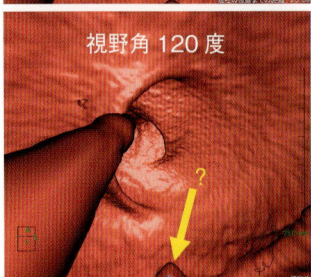

視野角120度

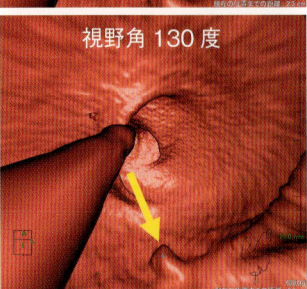

視野角130度

視野角の違い

視野角の違いにより，見える範囲に違いが出ます．視野角を大きくすれば，観察できる範囲が広がりますが，形態のゆがみも大きくなります．魚眼モードでも周辺にゆがみが強く出ます．3次元画像は病変の拾い上げに有利ですが，死角があることに留意してください．見落としをしないためには，3次元画像の往復観察および2次元画像による読影を併用することが大切です．

この症例のポイント！

- 3次元読影の際に，直腸→盲腸のみの観察では見落とす可能性があります．必ず折り返して観察しましょう．
- 3次元画像には死角があります．

解答

下部直腸，Isポリープ，10 mm，腺腫．
内視鏡でも順方向だけの観察では見落とす可能性のある下部直腸の病変です．

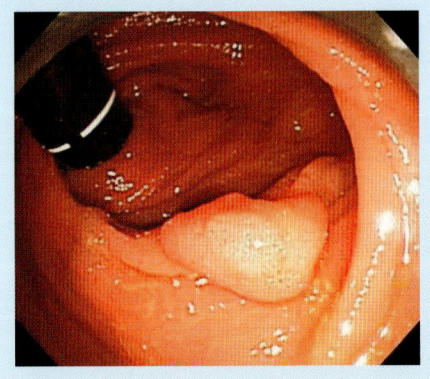

GAIA-002

使用装置	64列CT	
体位	仰臥位	腹臥位
管電圧	120kVp	
管電流 AEC 設定	SD20	
min-max, mA	116-136	105-165
収集スライス厚	0.5*64 mm	1.0*32mm
ビームピッチ	0.828	0.843
再構成スライス間隔	0.5mm	0.8mm
画像再構成法	FBP	
DLP	804.2 mGy・cm	
総被ばく線量	12.0mSV	

症例：50歳代，男性．主訴：便潜血陽性．
身長：163cm，体重：62kg，前処置：PEG-CM 800mL．
炭酸ガス自動送気装置：エニマCO2（堀井薬品工業）．
ガス送気総量 第一体位：2340mL，第二体位：2430mL．

仰臥位 3次元読影を開始します．

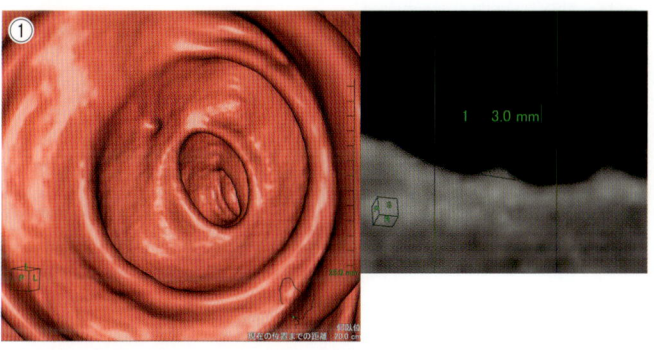
①肛門から約20cmのS状結腸に隆起性病変を認めます．2次元画像で内部CT値やタギングの有無など確認し病変かどうかを判断します．記録します．

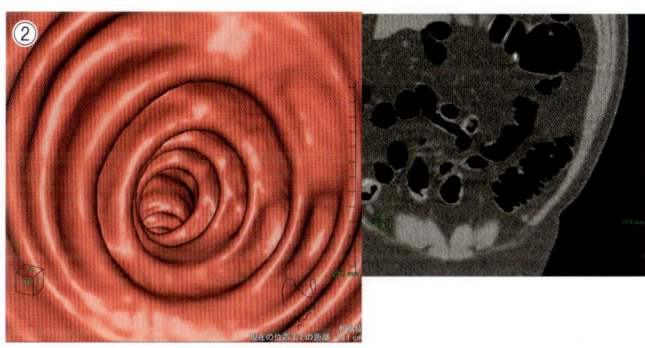
②ひだが多い部分は死角が多いので注意が必要です．場合によっては視野角を少し広げることも有効です．

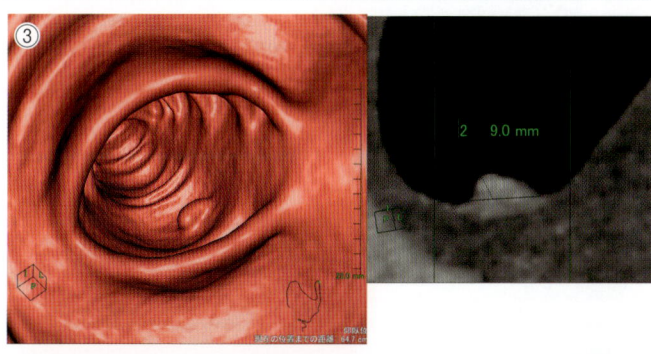
③肛門から約66cmの脾弯曲部に隆起性病変を認めます．記録します．2次元画像と合わせて病変かどうか判断します．

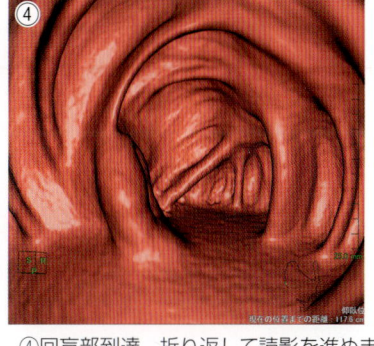
④回盲部到達，折り返して読影を進めます．ひだの裏側などを注意して観察します．

腹臥位

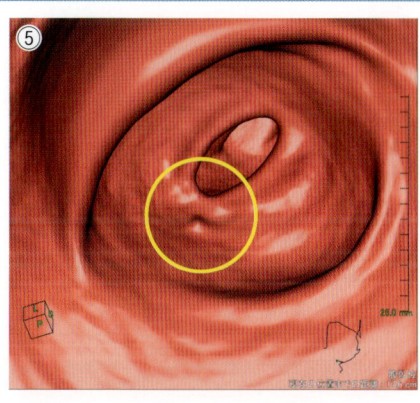
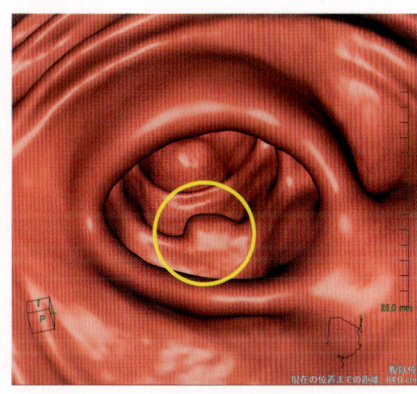
⑤腹臥位も同様に3次元読影を行います．S状結腸と脾弯曲部の病変の拾い上げを行います．

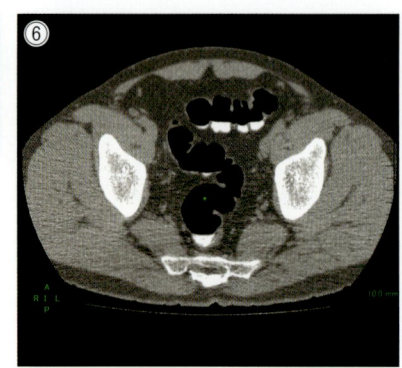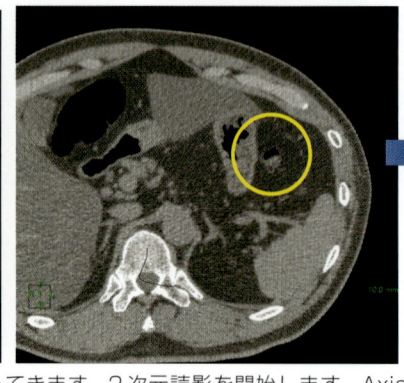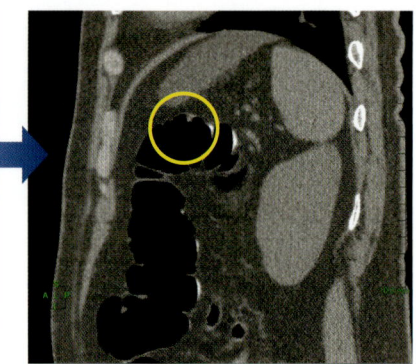

⑥仰臥位,腹臥位それぞれ Axial 画像を中央に持ってきます.2次元読影を開始します.Axial 画像で判断が難しいところは Sagittal,Coronal 画像に切り替えることで明瞭になることがあります.

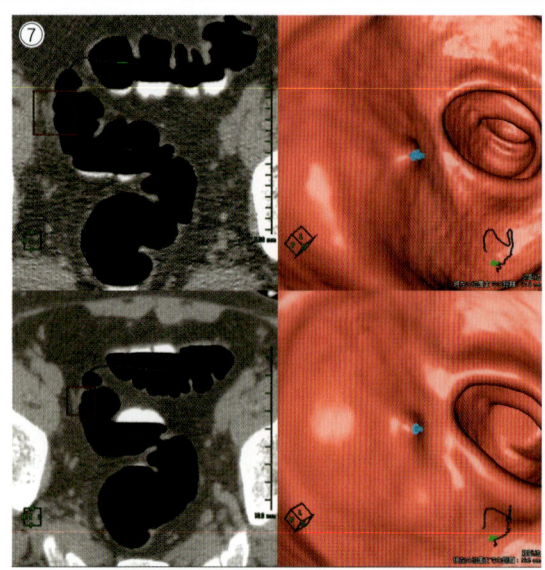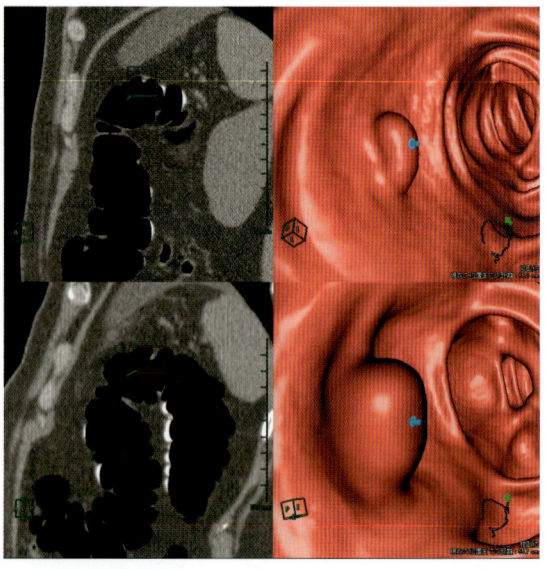

⑦仰臥位,腹臥位それぞれの指摘部位を比較します.内部にガス像などがなく CT 値は軟部組織程度で,部位の移動がなく,タギングされていない場合は病変と判定します.なお,CT では過形成性ポリープと腺腫の鑑別はできません.

この症例のポイント！

✓ CT では過形成性ポリープと腺腫の鑑別はできないため,病変として一括して報告します.
同様に腺腫と早期がんの鑑別も困難なため,病変として一括して報告します.

解答

S状結腸,IIa ポリープ,4mm,過形成性ポリープ.

横行結腸脾弯曲部,Is ポリープ,8mm,腺腫.

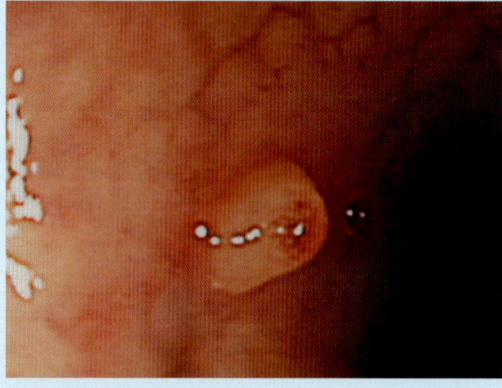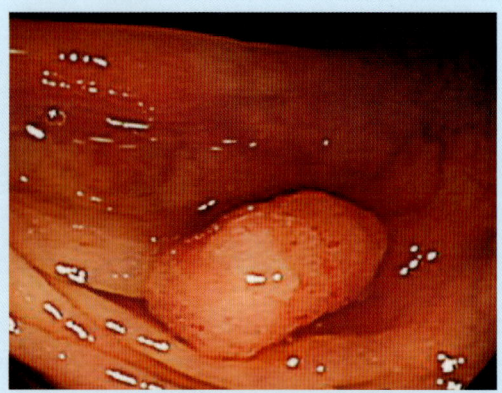

GAIA-003

使用装置	64列CT	
体位	仰臥位	腹臥位
管電圧	120kVp	
管電流 AEC 設定	SD20	
min-max, mA	104-187	111-180
収集スライス厚	0.5*64 mm	1.0*32mm
ビームピッチ	0.828	0.843
再構成スライス間隔	0.5mm	0.8mm
画像再構成法	FBP	
DLP	1097.2mGy・cm	
総被ばく線量	16.5mSV	

症例：60歳代，女性．主訴：便潜血陽性，下血．
身長：162cm，体重：74kg，前処置：PEG-C 2000mL．
炭酸ガス自動送気装置：エニマ CO2（堀井薬品工業）．
ガス送気総量：第一体位：2490mL，第二体位：2650mL．

仰臥位

① 3 次元読影を開始します．（直腸→盲腸）

③ 肛門から約 35cm の S 状結腸に隆起を認めます．

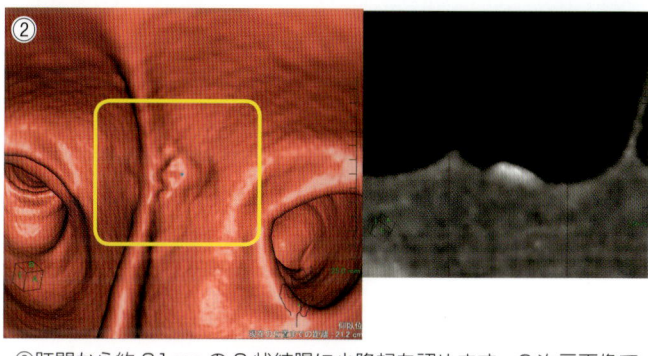

② 肛門から約 21cm の S 状結腸に小隆起を認めます．2 次元画像で確認すると白くタギングされているので残渣とわかります．

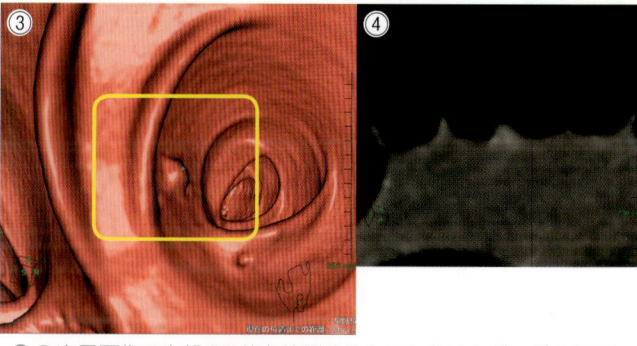

④ 2 次元画像で内部 CT 値を確認するとこちらはタギングされていません．CT 値は軟部組織と同程度で，ガスの混入を認めません．病変が疑われます．

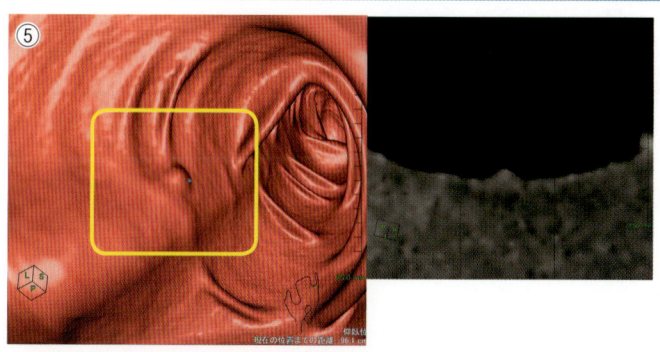

⑤ 肛門から約 96cm の横行結腸に小隆起を認めます．タギングされていないことから病変が疑われます．

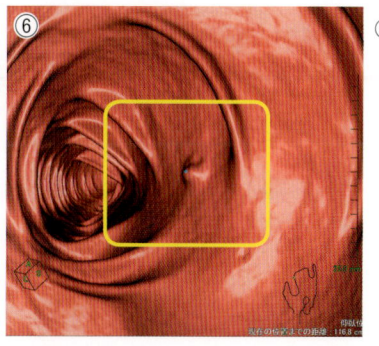

⑥ 隆起を認めたら，2 次元画像で内部 CT 値を確認するという作業を繰り返して読影します．

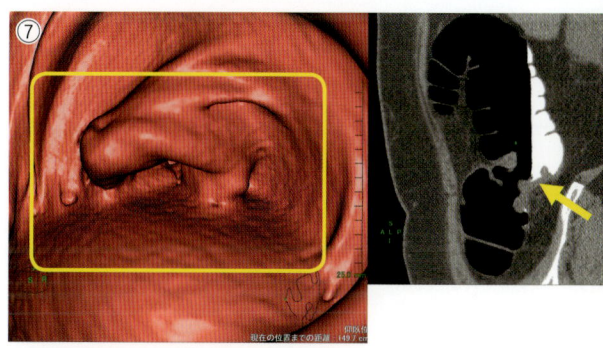
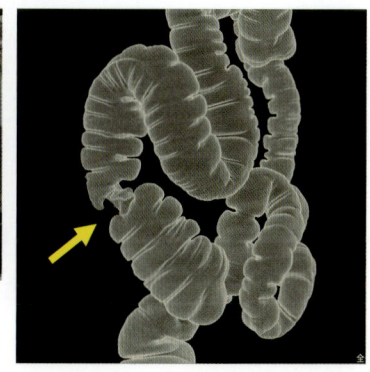

⑦ 上行結腸に不整な壁肥厚を認めます．2 次元画像を確認すると全周性の壁肥厚を認め進行癌であることがわかります．注腸類似像でも apple core 像を呈しています．

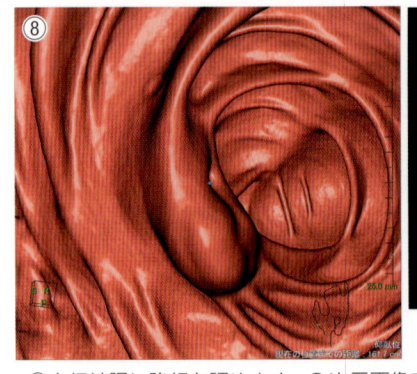 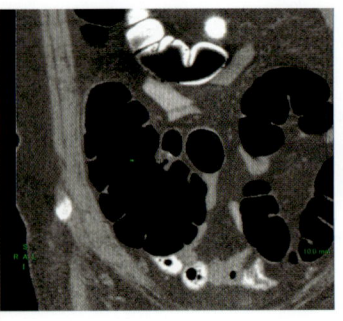

⑨回盲部到達後は，引き続き反対向きに3次元読影を行います．（盲腸→直腸）

腹臥位

⑩二体位目の3次元読影を開始します．（直腸→盲腸）腹臥位も同様に読影を行います．

⑧上行結腸に隆起を認めます．2次元画像で確認すると，終末回腸との連続性があることからバウヒン弁と判断できます．

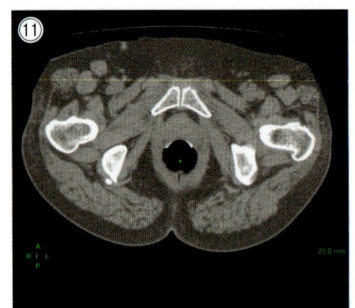 **仰臥位** 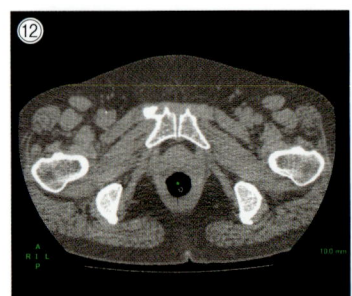 **腹臥位**

⑪2次元読影を開始します．3次元読影では死角があるので，拾い上げができなかった病変がないかを2次元読影で確認します．

⑫腹臥位も同様に2次元読影を行います．

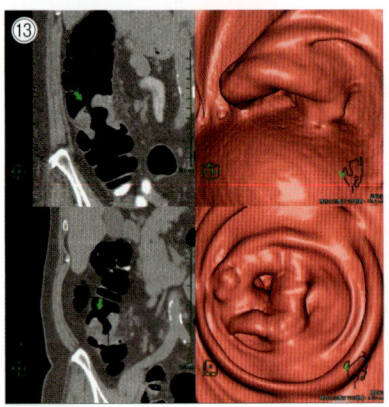 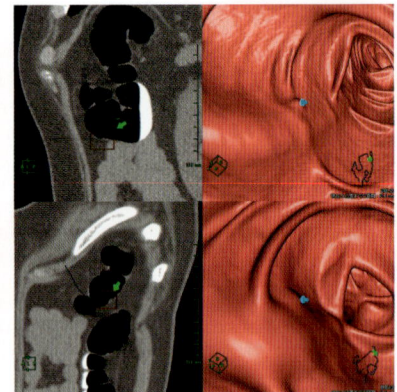 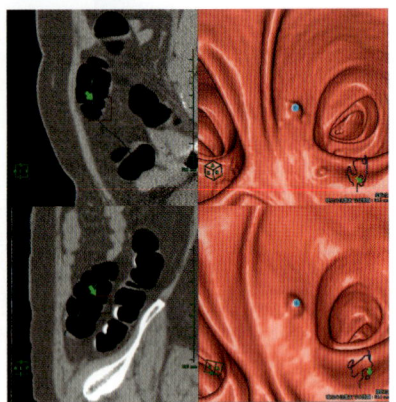

比較読影 ⑬仰臥位，腹臥位それぞれで記録した領域を比較し，体位による移動がないことを確認します．

解答

進行大腸癌（上行結腸），限局潰瘍型，72×50mm，組織型：低分化腺癌，深達度：固有筋層浸潤．

横行結腸，Is ポリープ，3mm，腺腫．

S状結腸，Is ポリープ，5mm，腺腫．

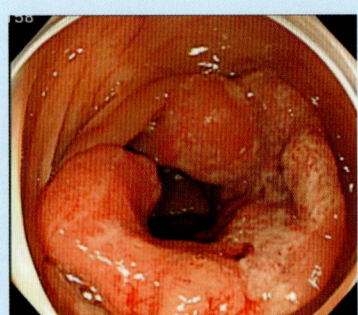 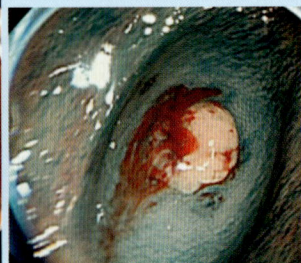 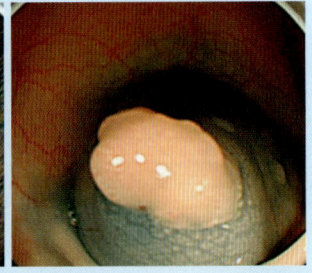

➡ **この症例のポイント！**

✓ 病変の評価は3次元画像のみならず2次元画像，また2体位の比較表示を組み合わせて行います．
✓ バウヒン弁は3次元画像上では腫瘍様に見えることがあるので注意します．2次元画像で小腸との連続性を確認することで判断が可能です．

GAIA-004

症例：50歳代，女性．主訴：便潜血陽性．
身長：165cm，体重：47kg，前処置：PEG-C 2000mL．
炭酸ガス自動送気装置：エニマ CO2（堀井薬品工業）．
ガス送気総量：第一体位：1920mL，第二体位：2040mL．

使用装置	64列CT	
体位	仰臥位	腹臥位
管電圧	120kVp	
管電流 AEC 設定	SD20	
min-max，mA	33-90	45-105
収集スライス厚	0.5*64 mm	1.0*32mm
ビームピッチ	0.828	0.843
再構成スライス間隔	0.5mm	0.8mm
画像再構成法	FBP	
DLP	412.5mGy・cm	
総被ばく線量	6.2mSV	

株式会社 AZE

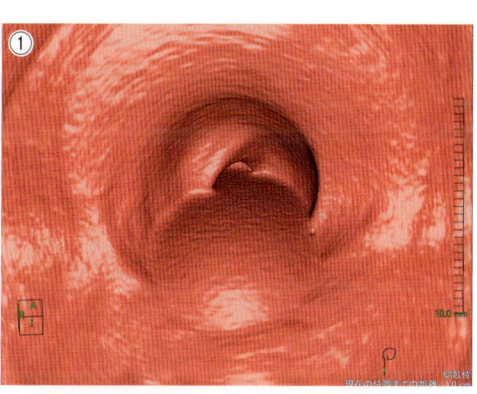

①3次元読影を開始します．

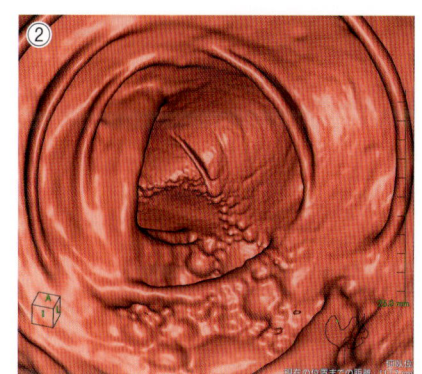

②肝弯曲付近：腸管洗浄剤の影響で水面の泡立ちがこのように見えることがあります．

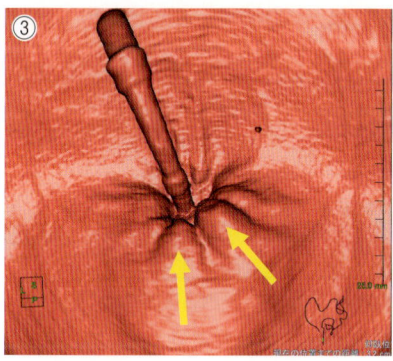

③仰臥位の3次元読影終了．特に病変を認めず終了です．矢印の内痔核を認めます．

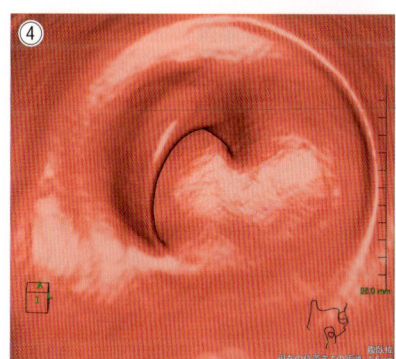

④二体位目の3次元読影を開始します．

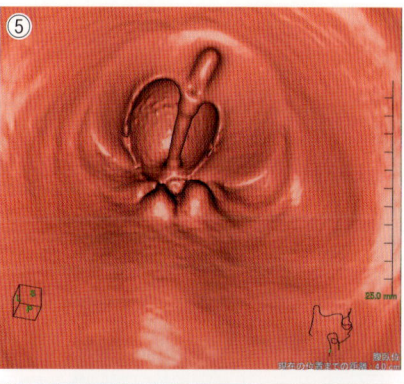

⑤腹臥位の3次元読影終了．腫瘍性病変を指摘できません．

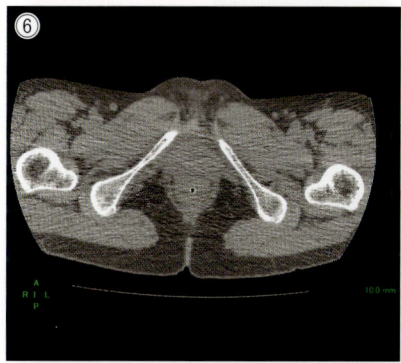

⑥Axial画像を中央に持ってきます．2次元読影を開始します．

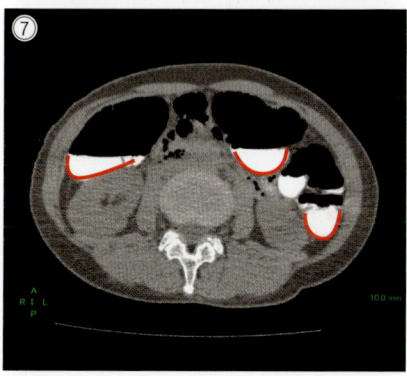

⑦3次元画像では読影できない残液内の粘膜面に特に注意して読影します（赤線部分）．

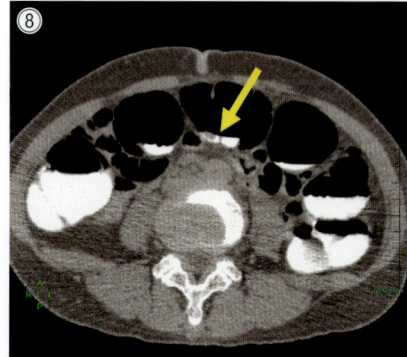

⑧横行結腸中央（肛門から約106cm）：白くタギングされた残液内に軟部組織陰影を認めます．

23

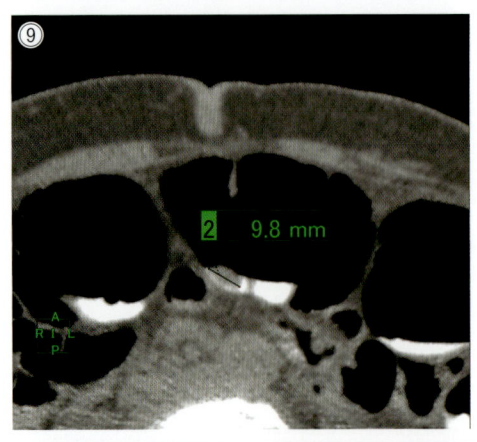

⑨サイズを記録します．

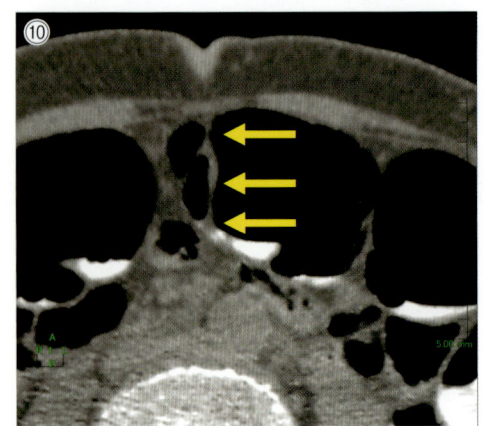

⑩ポリープの茎（Stalk）をきちんと確認してください．続いて，最後の盲腸まで2次元読影を行います．

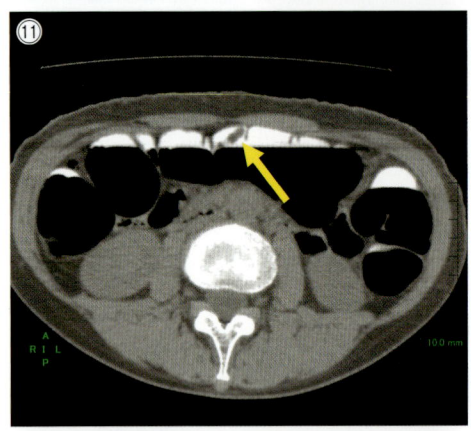

腹臥位でも2次元読影を直腸から近位側に向かって進めます．

⑪横行結腸中央（肛門から約100cm）：白くタギングされた残液内に軟部組織陰影を認めます．

⑫ポリープのStalkをきちんと確認してください．続いて，最後の盲腸まで2次元読影を行います．

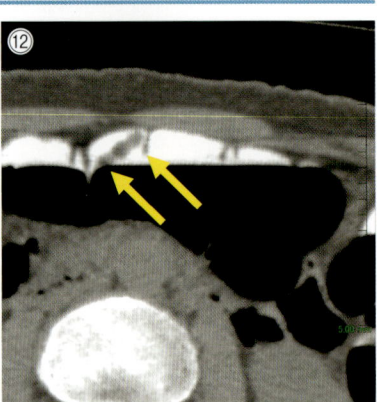

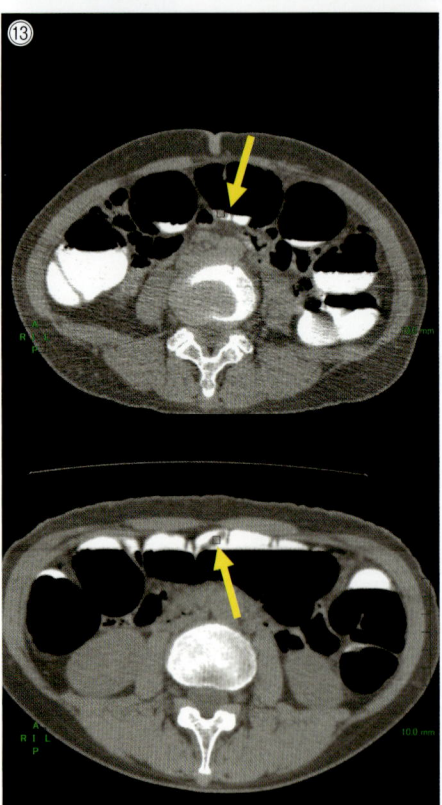

⑬2体位比較読影を行います．上図の仰臥位と下図の腹臥位で横行結腸中央部にあることがわかります．ポリープ本体は重力方向の残渣内に沈んでいますが，Stalkの付け根は同じ位置にあることがわかります．したがって，移動はしますが残渣ではなく病変だと診断できます．

この症例のポイント！

- 病変が2体位ともに残液内に水没していると，3次元画像だけでは拾い上げができません．
- 2次元での読影は死角をなくすために大切です．
- Ipポリープは茎（Stalk）の存在と付け根の位置を確認してください．

解答

横行結腸，Ipポリープ，10mm，腺腫．

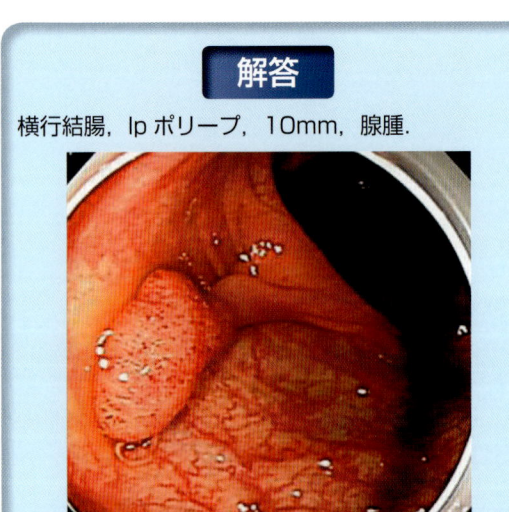

GAIA-005

使用装置	64列CT	
体位	仰臥位	腹臥位
管電圧	120kVp	
管電流 AEC 設定	SD20	SD28
min-max, mA	15-98	17-35
収集スライス厚	1.0*32mm	
ビームピッチ	0.843	
再構成スライス間隔	1.0mm	
画像再構成法	FBP	逐次近似応用再構成
DLP	290.8 mGy・cm	
総被ばく線量	4.36 mSv	

症例：60歳代，男性．主訴：任意型検診．
身長：176cm，体重：75kg，前処置：PEG-C 2000mL．
炭酸ガス自動送気装置：エニマCO2（堀井薬品工業）．
ガス送気総量　第一体位：1900mL，第二体位：2200mL．

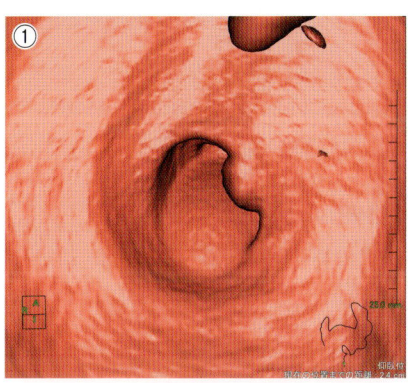

①

①3次元読影を開始します．

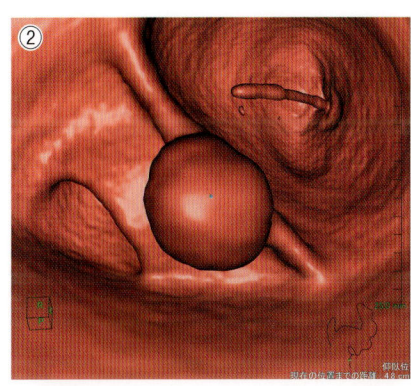

② ①で直腸に隆起性病変を認め正面視した画像です．

記録

病変を記録します．

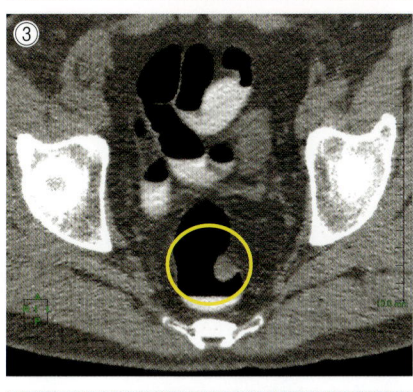

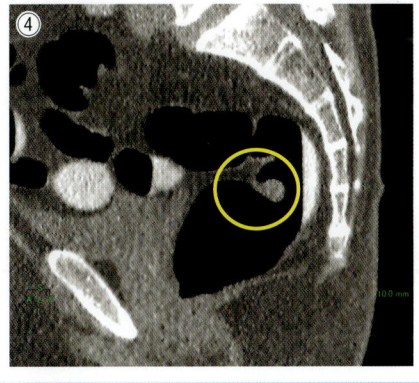

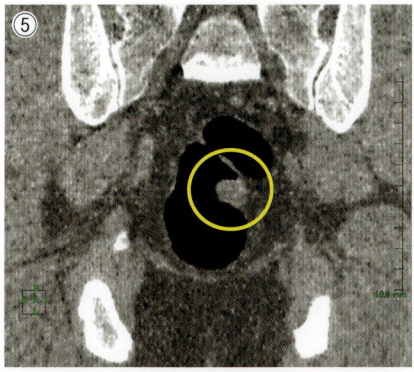

③④⑤でそれぞれAxial, Coronal, Sagittal画像の内部陰影を確認します．軟部組織のCT値で内部は均一です．ガスの混入を認めず，病変が疑われます．
続いて，サイズを記録します．

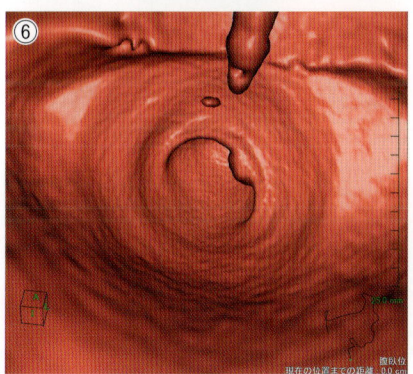

⑥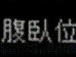

⑥3次元読影を開始します．

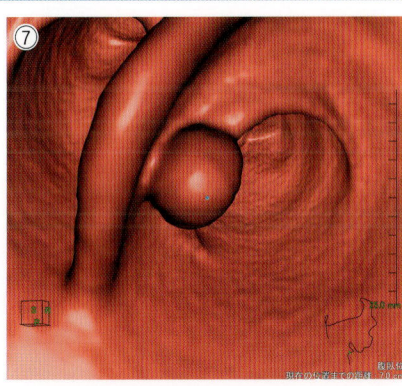

⑦仰臥位で直腸に認めた隆起性病変を腹臥位でも認めます．

記録

病変を記録します．

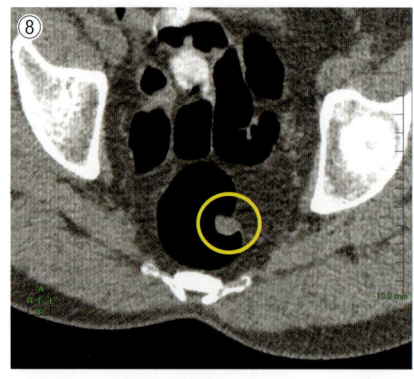
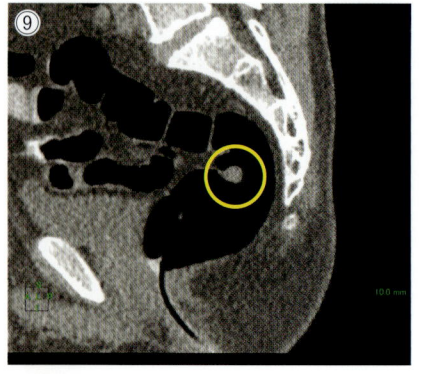
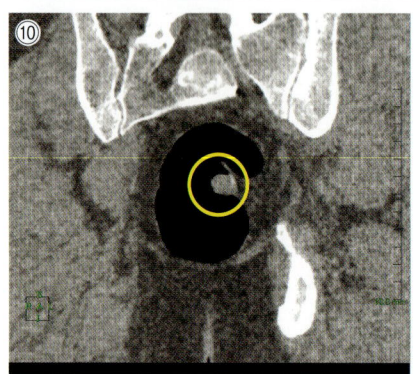

⑧⑨⑩でも仰臥位同様それぞれAxial，Coronal，Sagittal画像の内部陰影を確認します．軟部組織のCT値で内部は均一です．ガスの混入を認めず，病変が疑われます．続いて，サイズを記録します．

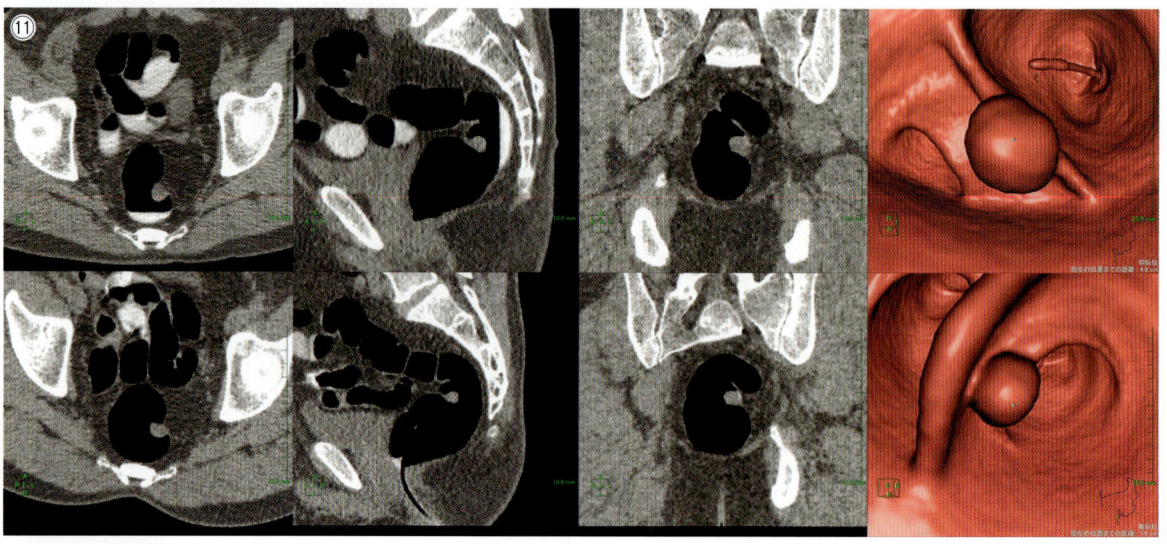

⑪ 2体位比較読影を行います．指摘した直腸領域が，2体位で移動がないかを確認します．Axial，Coronal，Sagittal画像のいずれでも同じ部位にあり，移動を認めません．内部陰影のCT値が軟部組織であること，水溶性造影剤によりタギングされていないこと，内部陰影が均一であることから病変だと診断できます．

🔶 この症例のポイント！

✓ 二体位目の腹臥位は一体位目の仰臥位より線量を下げて撮影していますが，逐次近似応用再構成により明瞭に描出されています．

✓ 検診では，管電流を自動露出機構に設定し，逐次近似応用再構成を用いるなど，積極的に被ばく低減に取り組みましょう．

解答

直腸，Is ポリープ，15mm，腺腫．

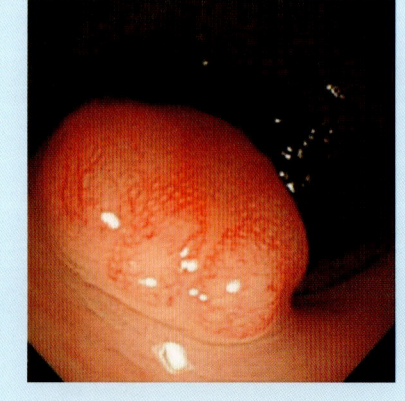

GAIA-006

症例：50歳代，男性．主訴：便潜血陽性．
身長：159cm，体重：58kg，前処置：PEG-C 2000mL.
炭酸ガス自動送気装置：エニマCO2（堀井薬品工業）．
ガス送気総量：第一体位：1650mL，第二体位：1850mL.

使用装置	16列CT	
体位	仰臥位	腹臥位
管電圧	120 kVp	
管電流AEC設定	SD16	SD18
min-max, mA	60-130	50-100
収集スライス厚	1.0mm	
ビームピッチ	0.938	
再構成スライス間隔	0.8mm	
画像再構成法	FBP	
DLP	未測定	
総被ばく線量	未測定	

仰臥位

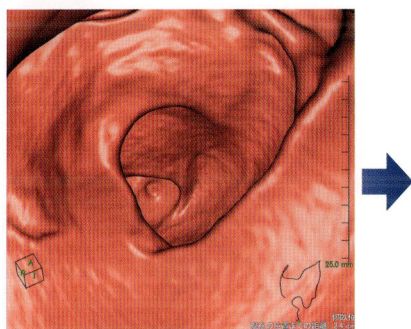
①3次元読影を開始します．

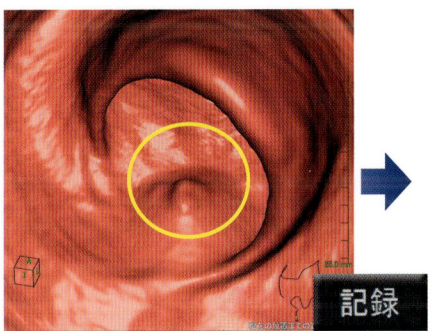
②直腸に残液に埋もれた領域を認めます．

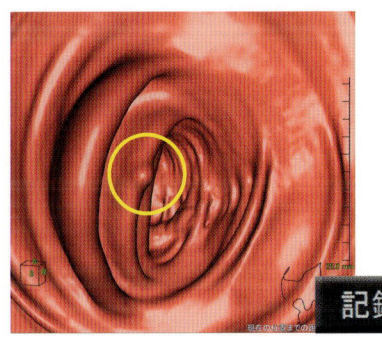
③肛門から約31cmのS状結腸のひだ上に小隆起を認めます．

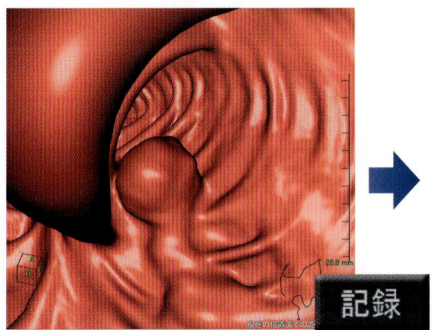
④③のすぐ近位側に病変を指摘できます．

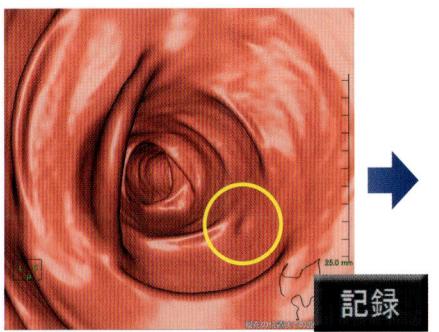
⑤肛門から約79cmの横行結腸に小隆起を認めます．

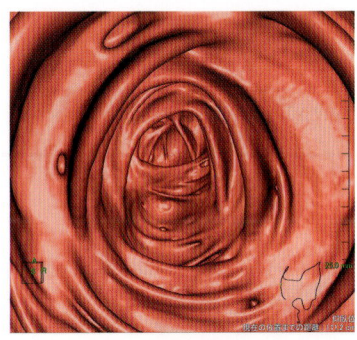
⑥上行結腸は憩室が多発しています．折り返し直腸まで観察します．

腹臥位

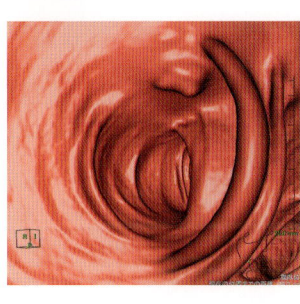
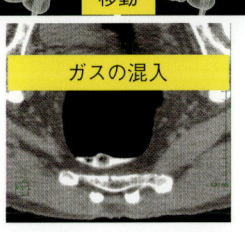
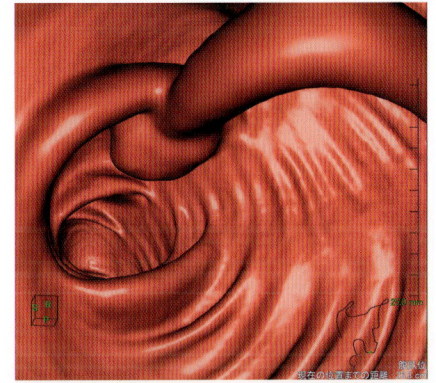

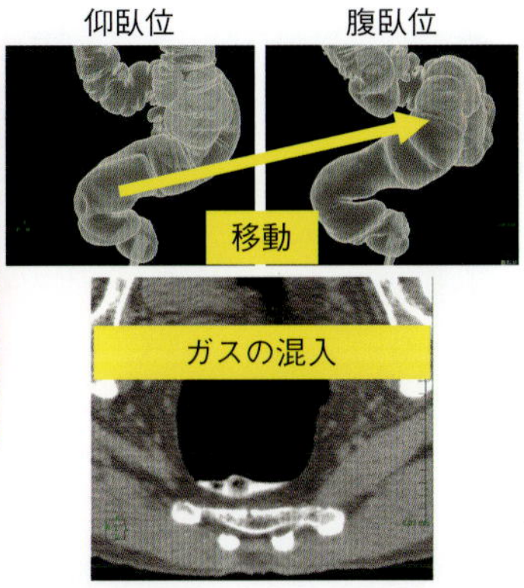

⑦腹臥位の3次元読影を開始します．仰臥位で指摘された直腸の領域は大きく移動していることがわかります．さらに，内部CT値は不均一でガスの混入を認めるため残渣と判断します．

⑧仰臥位とほぼ同じ位置の3病変が指摘できます．このうち，一番大きなS状結腸の病変は移動しているようです．両体位の比較読影で確認します．

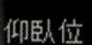 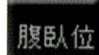

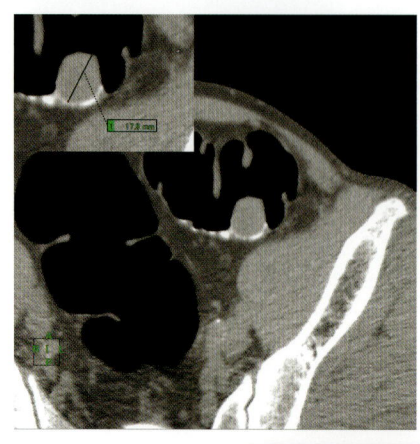 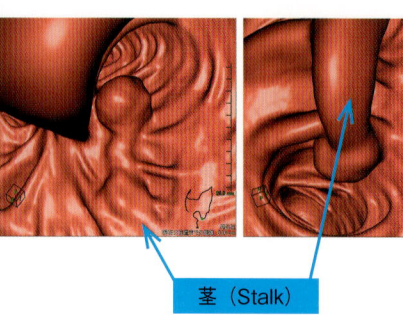 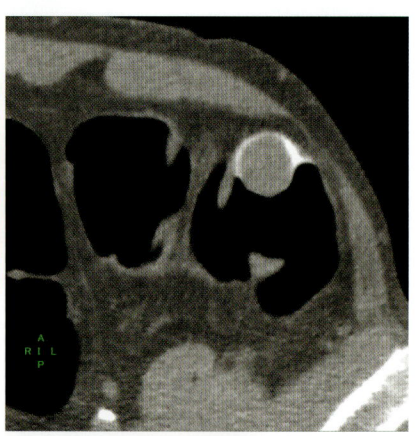

茎（Stalk）

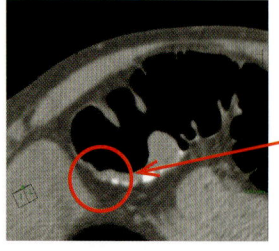 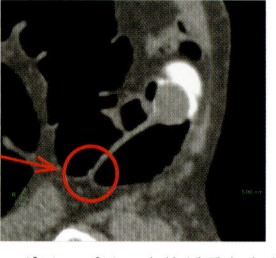

付け根

⑨両体位の比較を行うと，内部陰影は均一でガスの混入などは認められません．Ip ポリープは，本体が重力方向に移動し，茎（Stalk）を指摘することができます．茎の付け根の場所は変わりません．2次元（Axial）画像などを用いた詳細な比較が大変重要になります．病変のサイズは約18mmです．

解答1（小ポリープ）

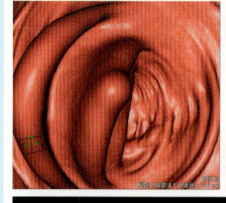 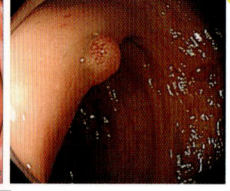 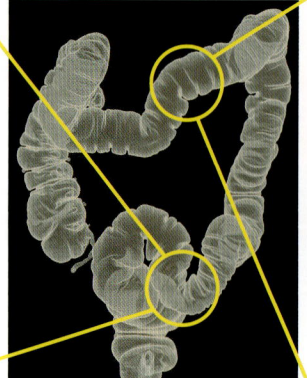 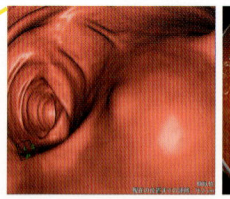 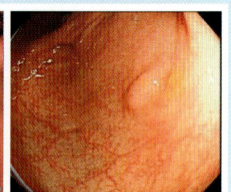

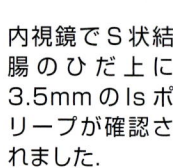 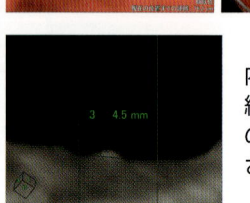

内視鏡でS状結腸のひだ上に3.5mmのIsポリープが確認されました．

内視鏡で，横行結腸に4.5mmのIIa病変が確認されました．

➡ この症例のポイント！

- ✓ Ip ポリープは茎の付け根を中心に移動します．
- ✓ Stalk と付け根の位置をしっかり確認します．

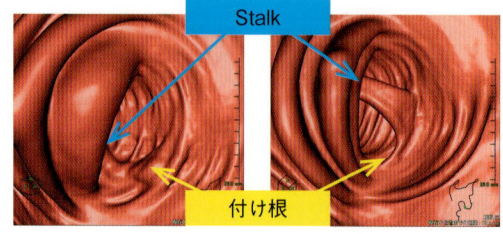

解答2

S状結腸，Ip ポリープ，18mm，腺腫．

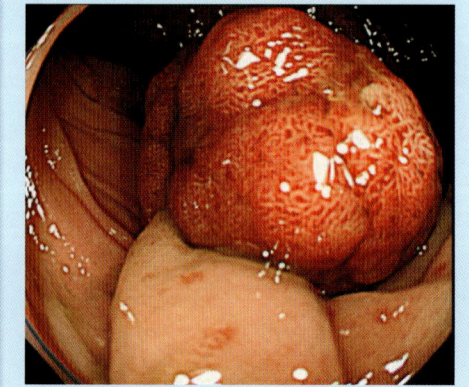

GAIA-007

症例：50歳代，女性．主訴：任意型検診．
身長：163cm，体重：52kg，前処置：PEG-C 2000mL．
炭酸ガス自動送気装置：エニマ CO2（堀井薬品工業）．
ガス送気総量　第一体位：2200mL，第二体位：2400mL．

使用装置	64列CT	
体位	仰臥位	腹臥位
管電圧	120 kVp	
管電流 AEC 設定	SD28	SD35
min-max, mA	10-20	10-15
収集スライス厚	1.0*32mm	
ビームピッチ	0.843	
再構成スライス間隔	1.0mm	
画像再構成法	逐次近似応用再構成	
DLP	59.4 mGy・cm	
総被ばく線量	0.89 mSv	

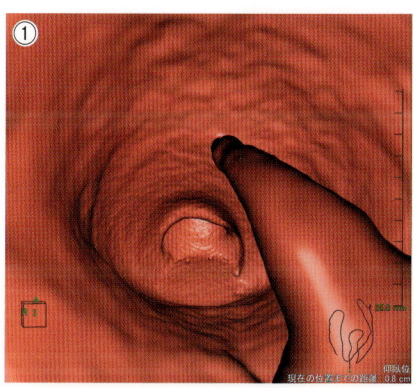

①3次元読影を開始します．

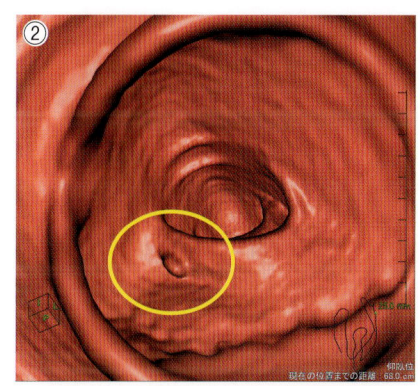

②肛門から約71cmの下行結腸に隆起性病変を認めます．

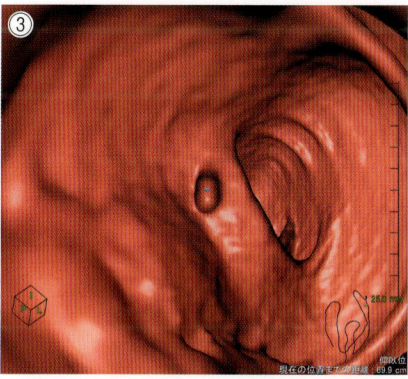

③下行結腸に認めた隆起性病変を正面視した画像です．

記録

病変を記録します．

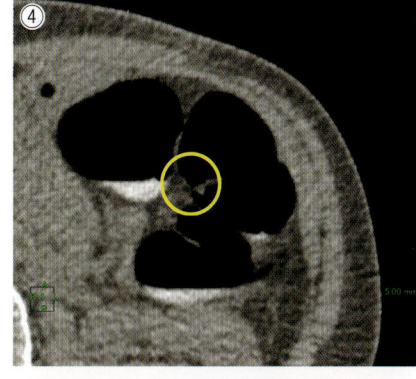

④内部陰影を確認します．軟部組織のCT値で内部は均一です．ガスの混入を認めず，病変が疑われます．
続いて，サイズを記録します．

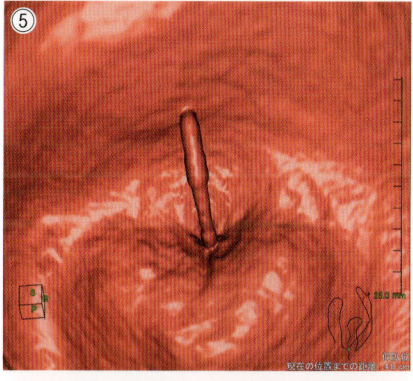

⑤仰臥位の3次元読影終了．

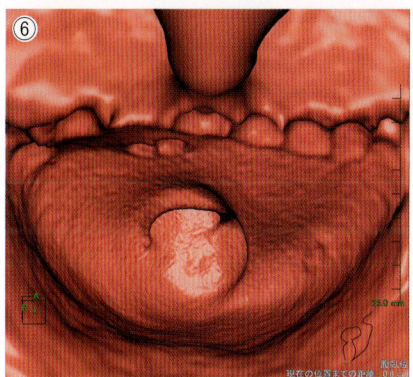

⑥3次元読影を開始します．

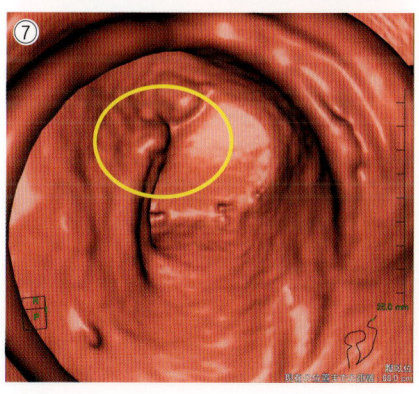

⑦肛門から約70cmの下行結腸に隆起性病変を認めます．

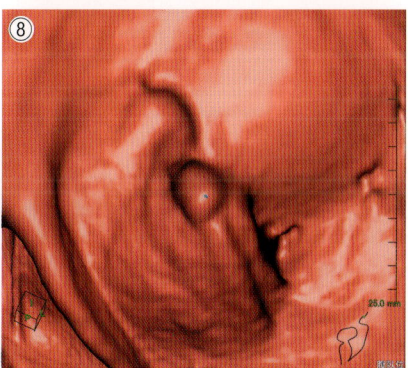

⑧下行結腸に認めた隆起性病変を正面視した画像です．

記録

病変を記録します．

株式会社 AZE

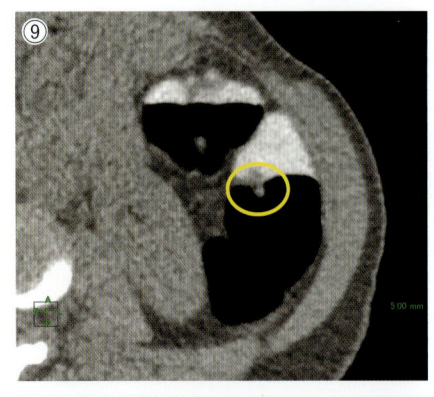

⑨内部陰影を確認します．軟部組織のCT値で内部は均一です．ガスの混入を認めず．病変が疑われます．続いて，サイズを記録します．

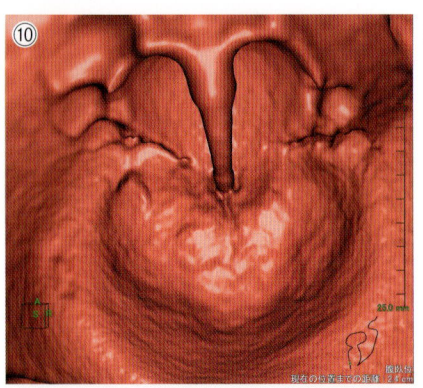

⑩腹臥位の3次元読影終了．

仰臥位

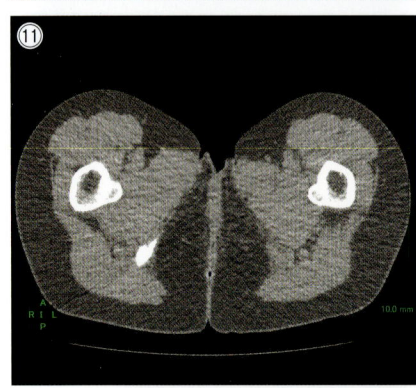

⑪Axial 画像を中央に持ってきます．2次元読影を開始します．3次元で拾い上げができなかった病変がないか確認します．

腹臥位

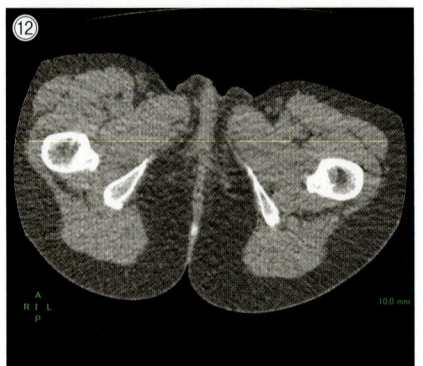

⑫腹臥位でも2次元読影を直腸から近位側に向かって行います．

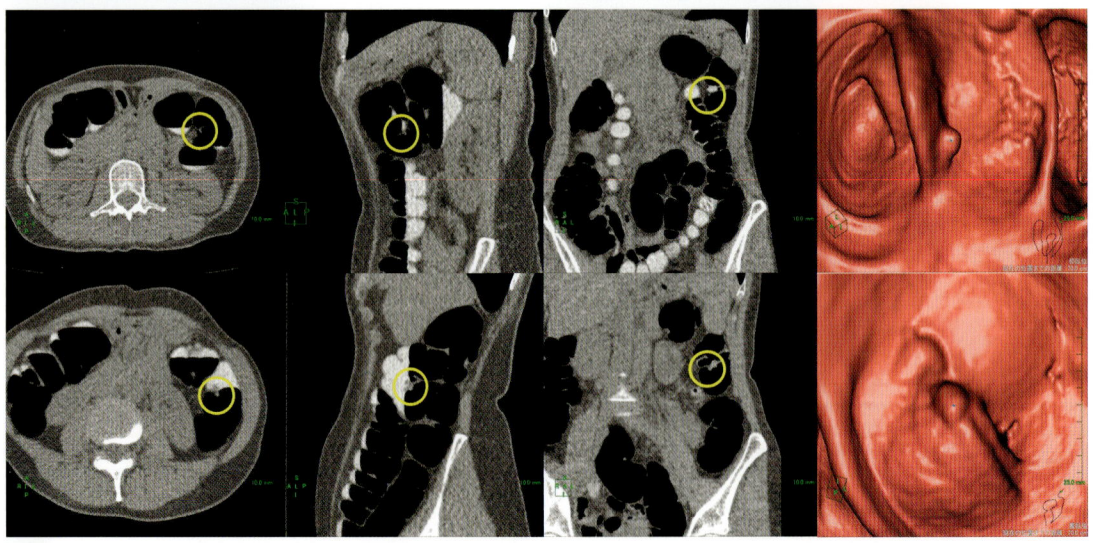

比較読影

⑬2体位比較読影を行います．下行結腸の病変について，2体位で移動がないかを確認します．Axial，Coronal，Sagittal 画像のいずれでも同じ部位にあり，移動を認めません．内部陰影のCT値が軟部組織であること，水溶性造影剤によりタギングされていないこと，内部陰影が均一であることから病変だと診断できます．

➡ この症例のポイント！

✓ 仰臥位と腹臥位の両体位の総被ばく線量が1mSv以下と超低線量で撮影しています．

✓ 超低線量撮影でも，3次元および2次元読影で6mm以上の病変を指摘することは可能です．

参考文献）Nagata K, Fujiwara M, Kanazawa H, et al. Evaluation of dose reduction and image quality in CT colonography: Comparison of low-dose CT with iterative reconstruction and routine-dose CT with filtered back projection. Eur Radiol 2014 Aug 6. [Epub ahead of print]

解答

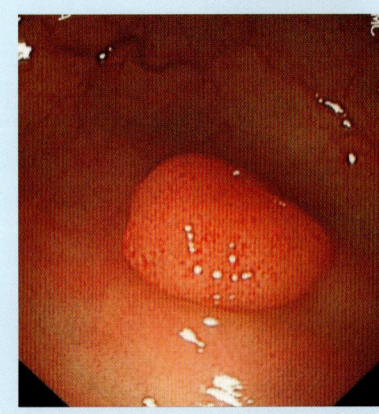

下行結腸，Is ポリープ，6mm，腺腫．

GAIA-008

使用装置	64列CT	
体位	仰臥位	腹臥位
管電圧	120 kVp	
管電流AEC設定	SD20	SD35
min-max, mA	20-98	10-20
収集スライス厚	1.0*32mm	
ビームピッチ	0.843	
再構成スライス間隔	1.0mm	
画像再構成法	FBP	逐次近似応用再構成
DLP	186.8 mGy・cm	
総被ばく線量	2.8 mSv	

症例：40歳代，男性．主訴：任意型検診．
身長：178cm，体重：75kg，前処置：PEG-CM 800mL．
炭酸ガス自動送気装置：エニマCO2（堀井薬品工業）．
ガス送気総量　第一体位：2700mL，第二体位：3000mL．

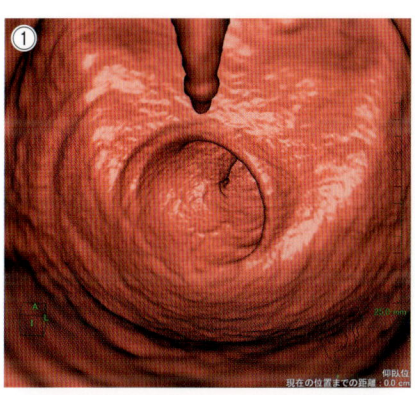

仰臥位 / 再生

①3次元読影を開始します．

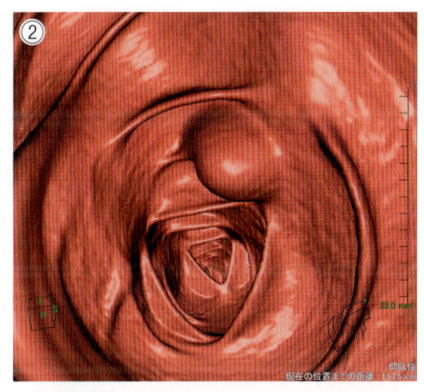

②横行結腸に立ち上がりがなだらかな隆起性病変を認めます．

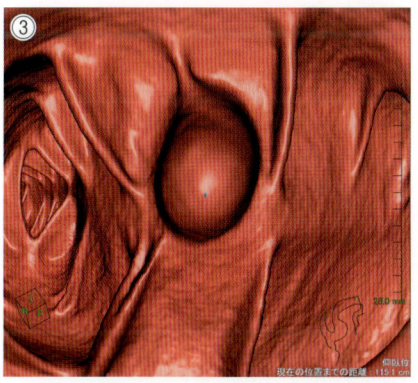

③横行結腸に認めた隆起性病変を正面視した画像です．

記録

病変を記録します．

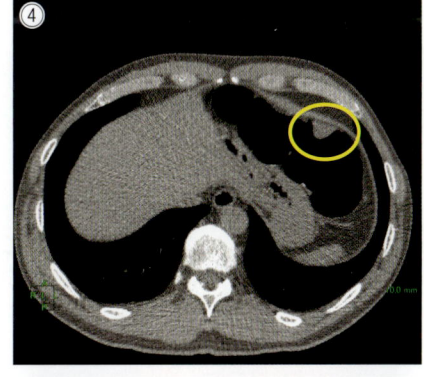

④内部陰影を確認します．水に近いCT値のようです．

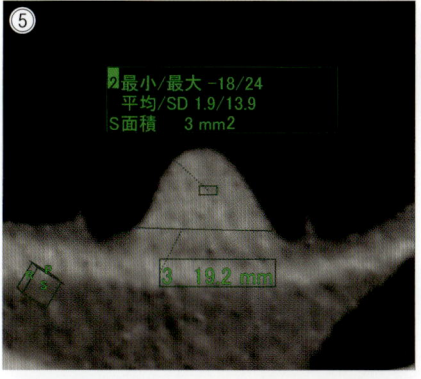

⑤内部CT値を確認すると，0前後の数値で，のう胞（Cyst）を疑います．サイズも記録します．3次元読影を最後まで行います．

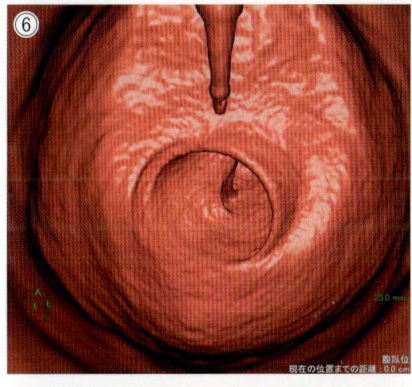

腹臥位 / 再生

⑥3次元読影を開始します．

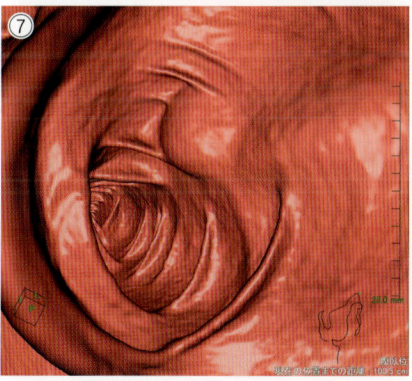

⑦横行結腸に立ち上がりがなだらかな隆起性病変を認めます．

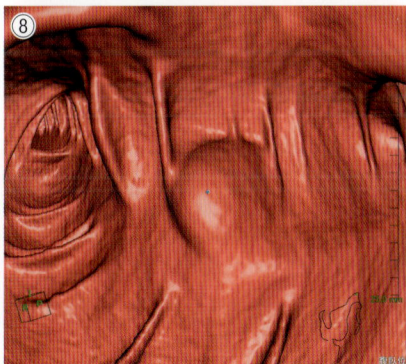

⑧横行結腸に認めた隆起性病変を正面視した画像です．

記録

病変を記録します．

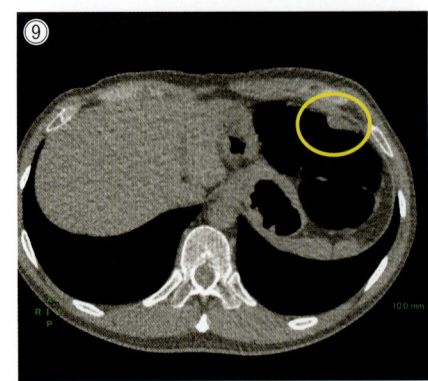

⑨内部陰影を確認します．水に近いCT値からのう胞を疑います．続いてサイズを記録します．

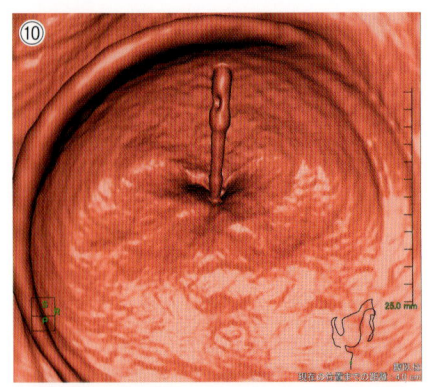

⑩腹臥位の3次元読影終了．

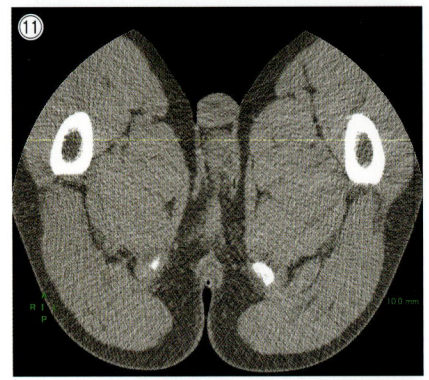

⑪Axial画像を中央に持ってきます．2次元読影を開始します．3次元画像で拾い上げができなかった病変がないか確認します．

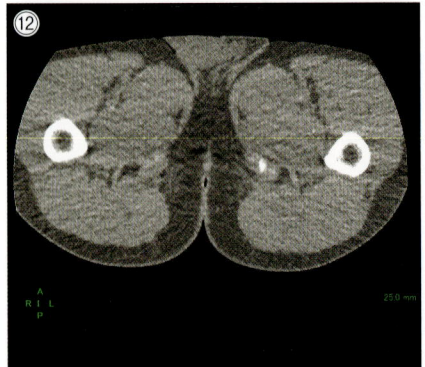

⑫腹臥位でも2次元読影を直腸から近位側に向かって行います．

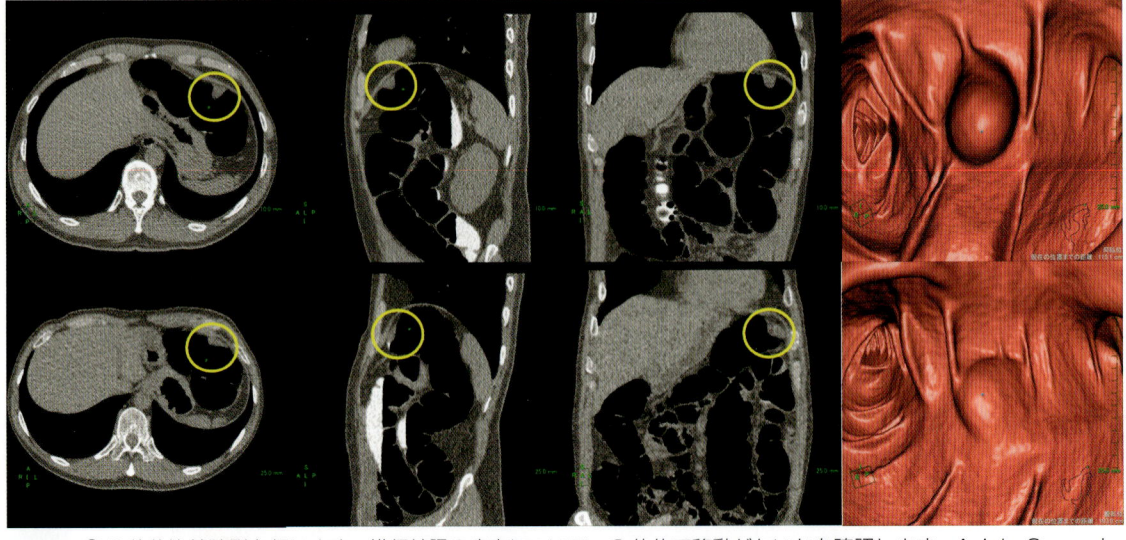

⑬2体位比較読影を行います．横行結腸の病変について，2体位で移動がないかを確認します．Axial，Coronal，Sagittal画像のいずれでも同じ部位にあり，移動を認めません．内部陰影のCT値が水に近いこと，病変の立ち上がりがなだらかなこと，水溶性造影剤によりタギングされていないこと，内部陰影が均一であることからのう胞と診断できます．

➡ この症例のポイント！

- ✓ 粘膜下腫瘍はポリープに比べると，病変の立ち上がりが比較的緩やかです．
- ✓ CT値が水に近いことからのう胞（Cyst）と判断できます．
- ✓ のう胞は体位変換の違いで病変の見え方が変わることがあります．

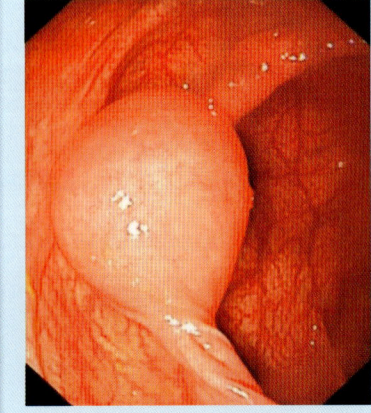

横行結腸，25mm，のう胞．

株式会社 AZE

GAIA-009

使用装置	80列CT	
体位	仰臥位	腹臥位
管電圧	120 kVp	
管電流 AEC 設定	SD18	SD20
min-max, mA	110-180	95-187
収集スライス厚	0.5mm	
ビームピッチ	0.813	
再構成スライス間隔	0.8mm	
画像再構成法	FBP	
DLP	未測定	
総被ばく線量	未測定	

症例：40歳代，男性．主訴：便潜血陽性．
身長：163cm，体重：63kg，前処置：PEG-C　2000mL．
炭酸ガス自動送気装置：エニマCO2（堀井薬品工業）．
ガス送気総量 第一体位：1600mL，第二体位：1890mL．

仰臥位 3次元読影

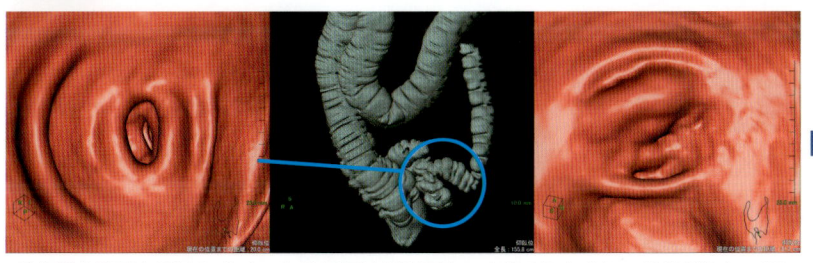

①仰臥位読影を開始します．S状結腸は拡張不良でひだのふとまり・途絶があり，評価が困難な箇所があります．

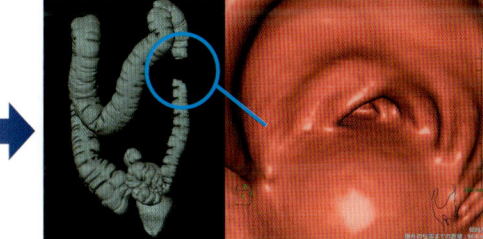

②下行結腸には残液のため評価ができない領域を多く認めます．往復して観察します．

腹臥位 3次元読影

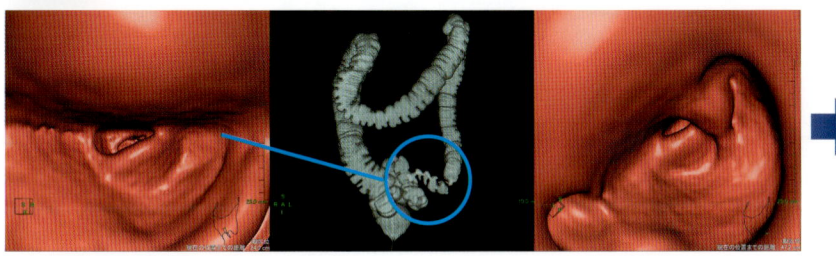

③腹臥位読影を開始します．S状結腸は仰臥位と同様，拡張不良のため読影が難しくなります．

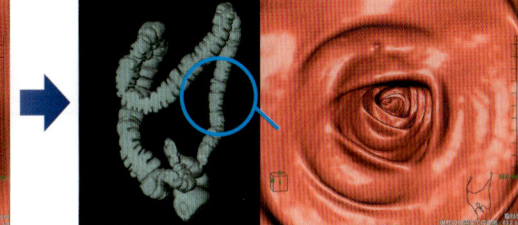

④仰臥位で評価ができなかった下行結腸の近位側は，残液が移動したことで観察できます．

仰臥位 2次元読影
残液貯留部位や拡張不良部位はていねいに読影します．

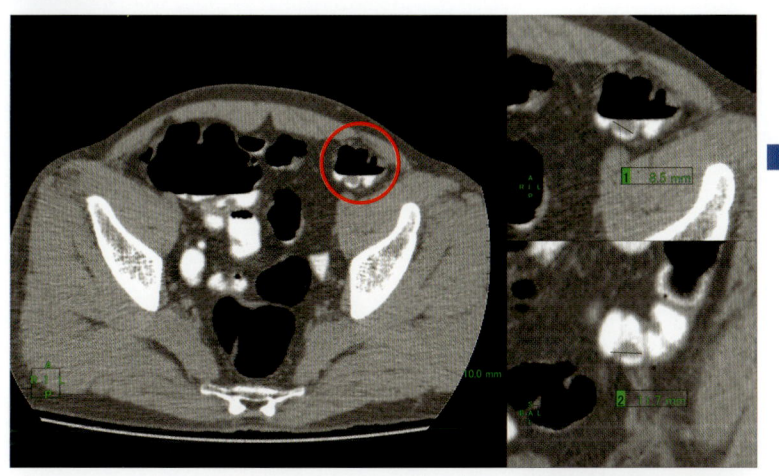

⑤肛門から約48cmのS状結腸で白くタギングされた残液内に軟部組織陰影を認めます．異なる断面像で最大径を測定します．

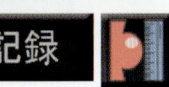

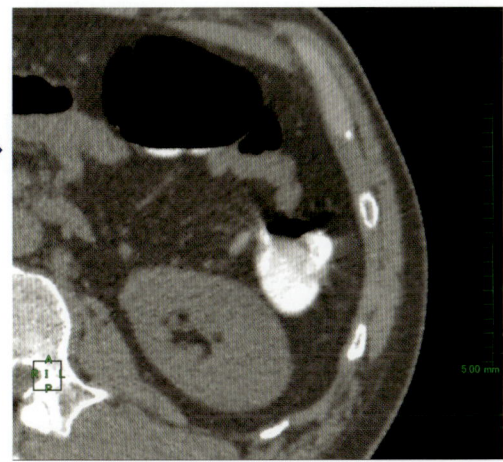

⑥下行結腸で残液と蠕動によるアーチファクトのため評価が困難な箇所があります．

腹臥位 2次元読影

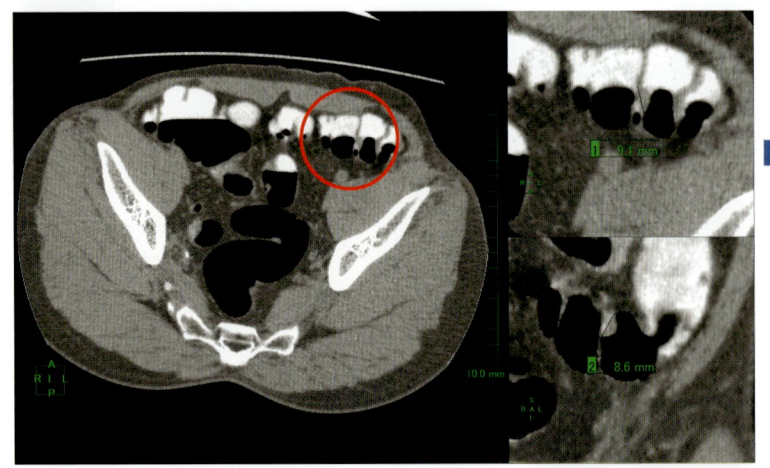
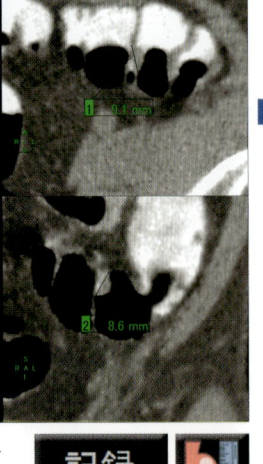

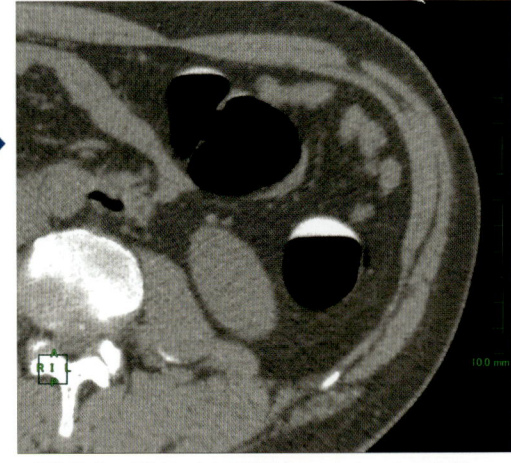

⑦肛門から約48cmのS状結腸で白くタギングされた残液内に軟部組織陰影を認めます．腸管拡張不足の領域はていねいに読影します．

⑧仰臥位で残液により評価ができなかった下行結腸は残液の移動により観察できます．

比較読影

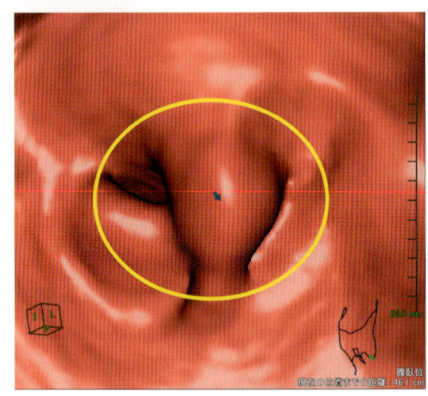
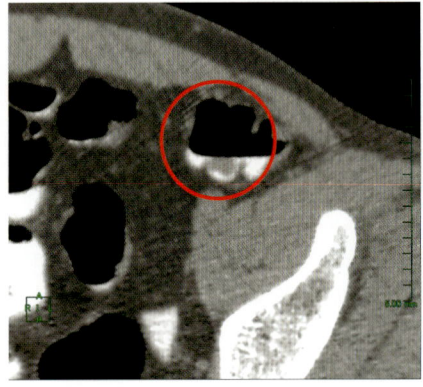
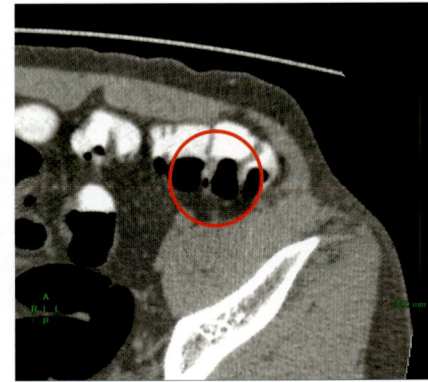

腹臥位（回盲部→直腸方向）　　仰臥位　　腹臥位

⑨この症例はS状結腸の拡張が両体位で悪く，残液も貯留しているため，3次元読影がやや困難です．しかし，腹臥位の回盲部→直腸方向で注意深く観察すると，肛門から約48cmのS状結腸で病変の一部を指摘することができます．
2次元画像では仰臥位で残液に埋もれた病変を容易に指摘できます．
両体位の比較を行うと，Ipポリープの特徴である本体は重力方向の残渣内に沈んで，茎（Stalk）の付け根は同じ位置にあることがわかります．2次元読影と2体位の比較読影が大変有効な症例です．

➡ この症例のポイント！

- ✓ 3次元画像だけでは見落とす可能性が高くなります．
- ✓ きちんと2次元画像を読影しましょう．腹臥位では拡張不良と残液のために，ふとまったひだと病変の区別は高度な読影技術を要しますが，ていねいに観察することで病変が指摘できます．
- ✓ 腸管拡張不足は読影を難しくします．

解答

S状結腸，Ipポリープ，10mm，腺腫．

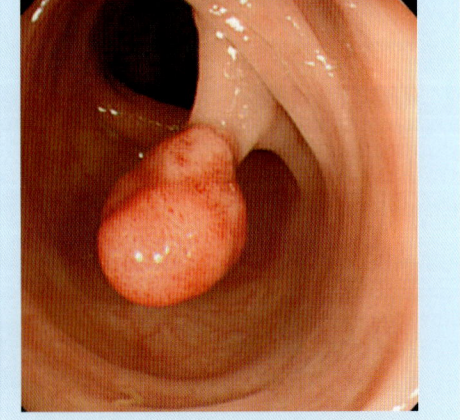

GAIA-010

株式会社 AZE

使用装置	64列CT	
体位	仰臥位	腹臥位
管電圧	120kVp	
管電流 AEC 設定	SD20	
min-max, mA	40-105	60-110
収集スライス厚	0.5*64 mm	1.0*32mm
ビームピッチ	0.828	0.843
再構成スライス間隔	0.5mm	0.8mm
画像再構成法	FBP	
DLP	494.1mGy・cm	
総被ばく線量	7.4mSV	

症例：80歳代，女性．主訴：下血．
身長：147cm，体重：45kg，前処置：PEG-CM 800mL．
炭酸ガス自動送気装置：エニマ CO2（堀井薬品工業）．
ガス送気総量　第一体位：2230mL，第二体位：2590mL．

仰臥位

① 3次元読影を開始します．（直腸→盲腸）

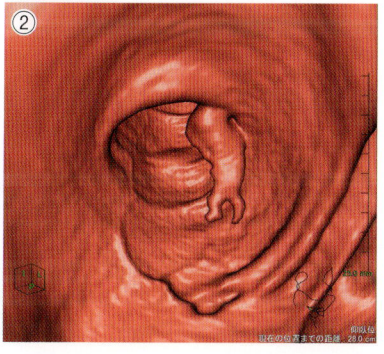

② 肛門から約31cmのS状結腸に病変を指摘できます．

③ MPR画像にて．病変のサイズを計測します．

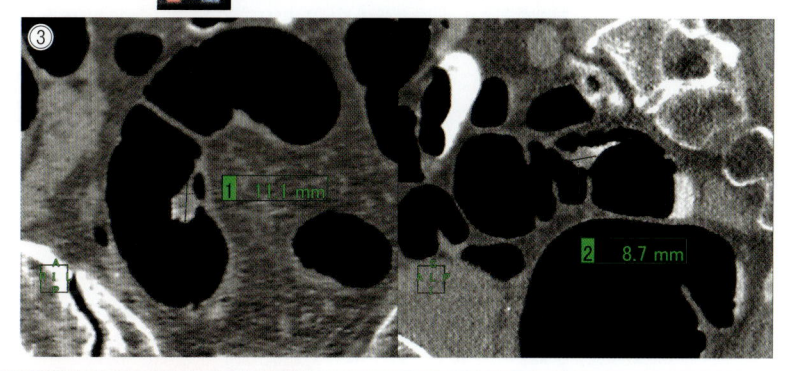

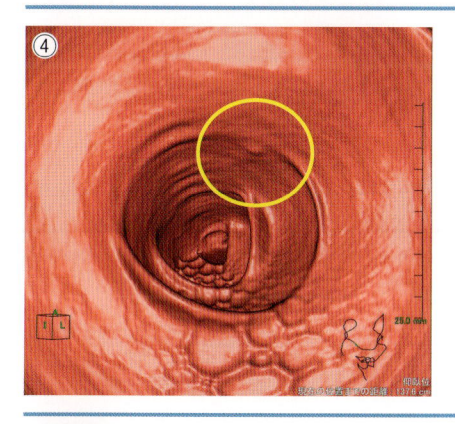

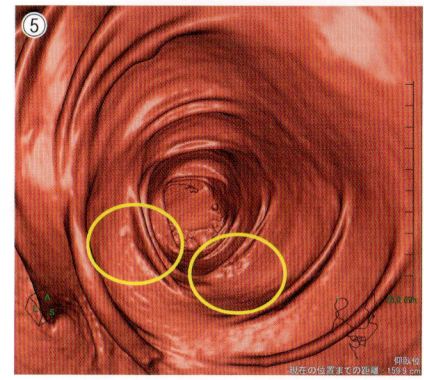

④⑤低用量腸管前処置のため横行結腸に小隆起が目立ちます．2次元画像で領域の内部がタギングされていることから，病変ではなく小残渣と判断できます．大腸を往復して観察し，仰臥位の3次元読影を終了します．

腹臥位

⑥ 3次元読影を開始します．（直腸→盲腸）

⑦ 肛門から約31cmのS状結腸に茎（Stalk）のある病変を指摘できます．

⑧ 病変サイズを計測します．

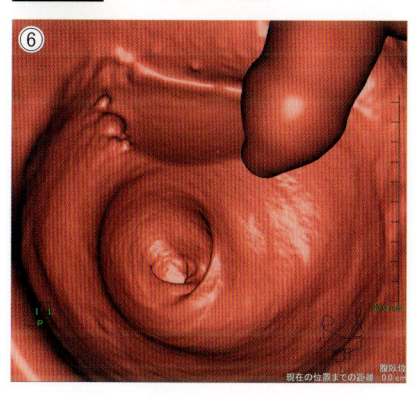

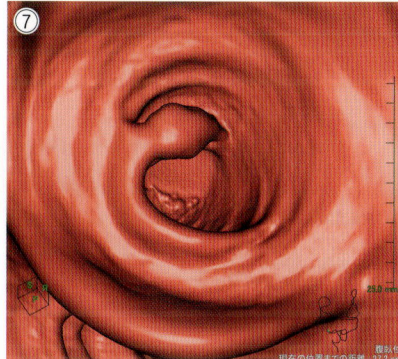

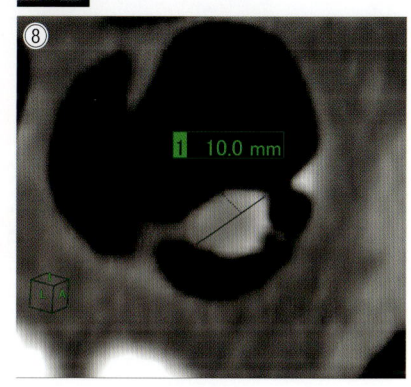

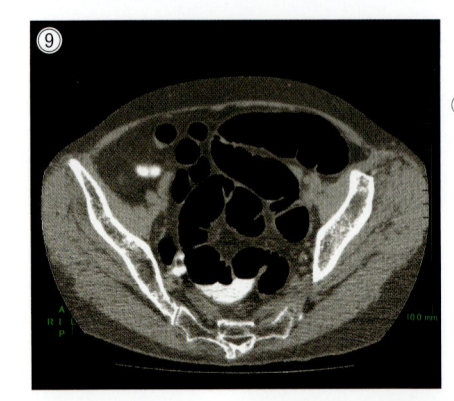

⑨ 仰臥位
⑨2次元読影を開始します．3次元で拾い上げができなかった病変がないか確認します．

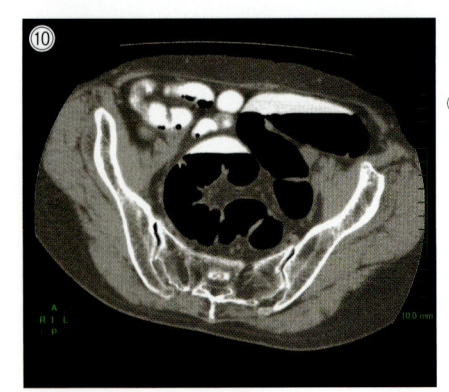

⑩ 腹臥位
⑩腹臥位も同様に2次元読影を行います．

比較読影
仰臥位
腹臥位
⑪

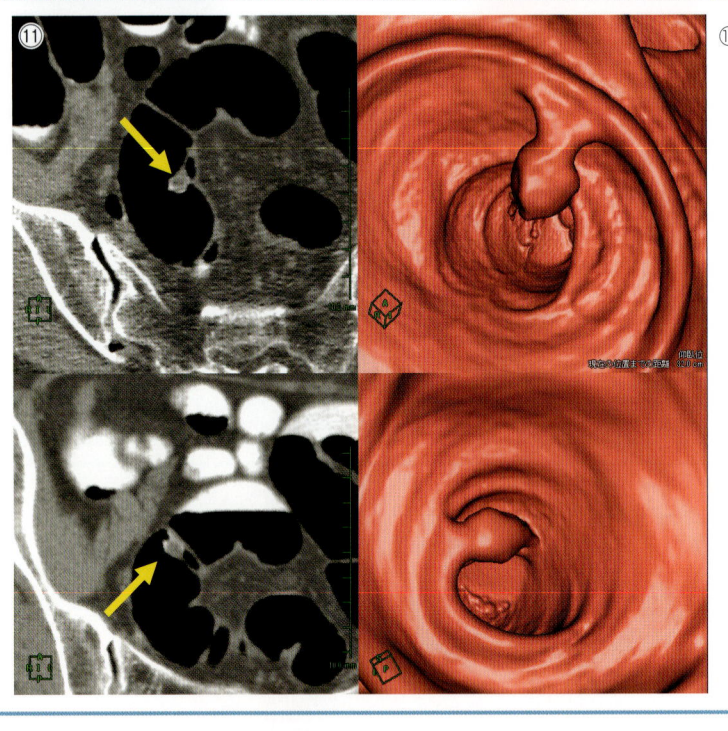

⑪ポリープの頭部は移動しているので，ポリープのStalkをきちんと確認してください．

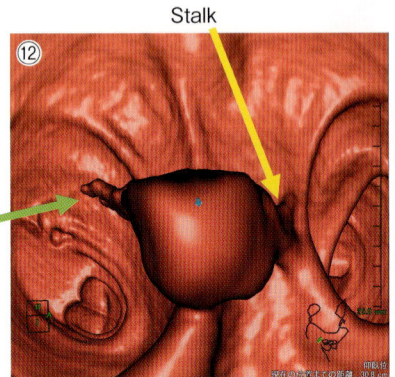

⑫
Stalk
残渣または粘液

⑫ポリープの周囲にタギングされた残渣があり仰臥位と腹臥位で3次元画像の見え方が異なります．また，Stalkと残渣の判別は2次元画像で観察する必要があります．

➡ **この症例のポイント！**

✓ 低用量腸管前処置のため，小残渣が目立ちます．内部のCT値や2体位を比較し判別してください．

✓ 病変部の周囲に残渣が付着しているため，3次元画像の見え方が異なります．2次元画像も合わせて評価してください．

解答 S状結腸，Ipポリープ，10mm，腺腫．

粘液
Stalk

36

GAIA-011

症例：50歳代，男性．主訴：任意型検診．
身長：168cm，体重：80kg，前処置：PEG-C 2000mL
炭酸ガス自動送気装置：エニマ CO2（堀井薬品工業）．
ガス送気総量　第一体位：1200mL，第二体位：2100mL．

使用装置	64列CT	
体位	仰臥位	腹臥位
管電圧	120 kVp	
管電流 AEC 設定	SD20	
min-max，mA	58-111	46-95
収集スライス厚	1.0*32mm	
ビームピッチ	0.843	
再構成スライス間隔	1.0mm	
画像再構成法	FBP	
DLP	577.3 mGy・cm	
総被ばく線量	8.66 mSv	

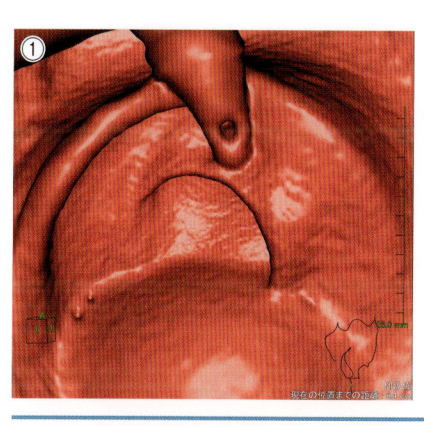

① 仰臥位　①3次元読影を開始します．

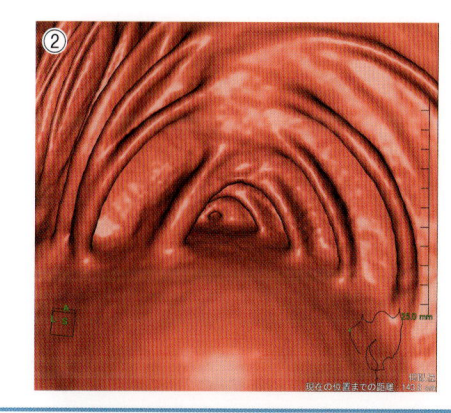

② ③タギングは良好ですが，液状残渣が目立ちます．病変を疑う領域を指摘できません．

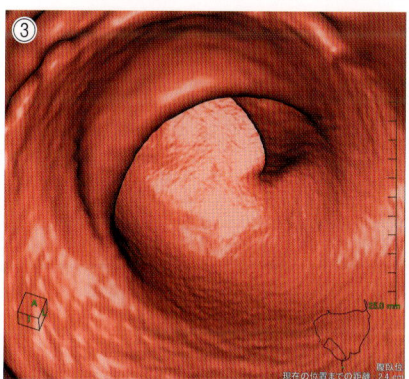

③ 腹臥位　②3次元読影を開始します．3次元読影では2体位ともに病変を疑う領域を指摘できません．

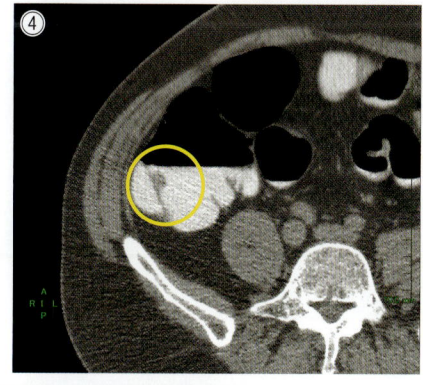

④ 仰臥位　④2次元読影を行います．肛門から約152cmの上行結腸で白くタギングされた残液内に軟部組織陰影を認めます．

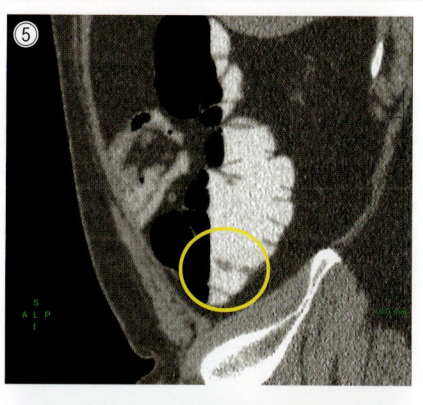

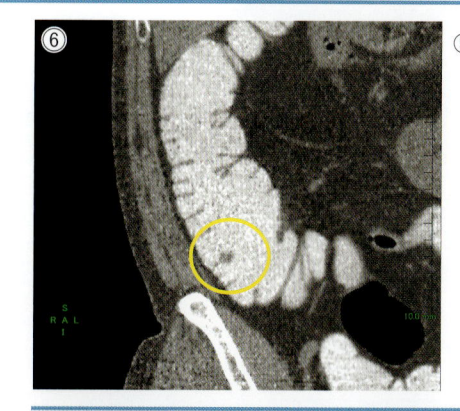

⑤⑥ ⑤⑥異なる断面像でも指摘領域を確認します．タギングされた液状残渣に埋没した内部陰影が均一な軟部組織のCT値を示しています．ガスの混入は認めず，病変が疑われます．

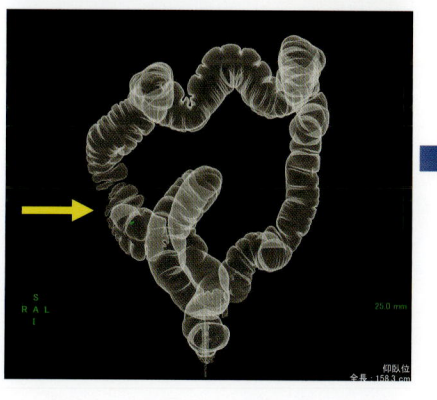

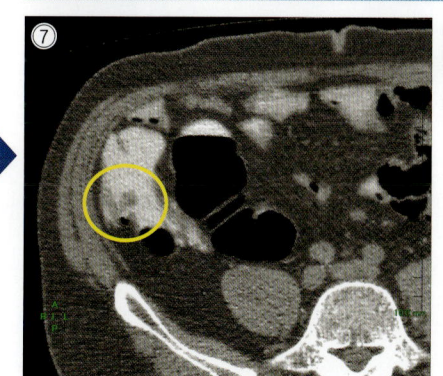

記録

⑦ 腹臥位　⑦腹臥位でも上行結腸で白くタギングされた残液内に完全に埋没した軟部組織陰影を認めます．

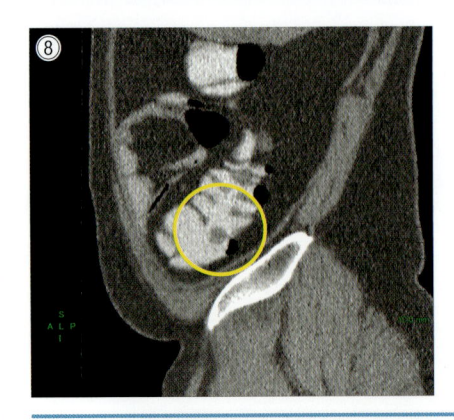

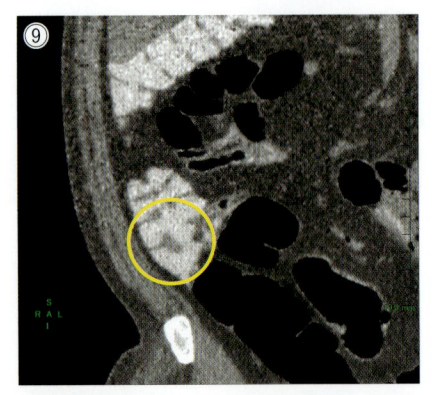

⑧⑨異なる断面像でも指摘領域を確認します．液状残渣に完全に埋没していますが，タギングされているため残渣と軟部組織の鑑別が可能です．この領域も病変を疑います．

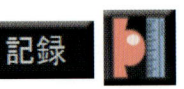

記録

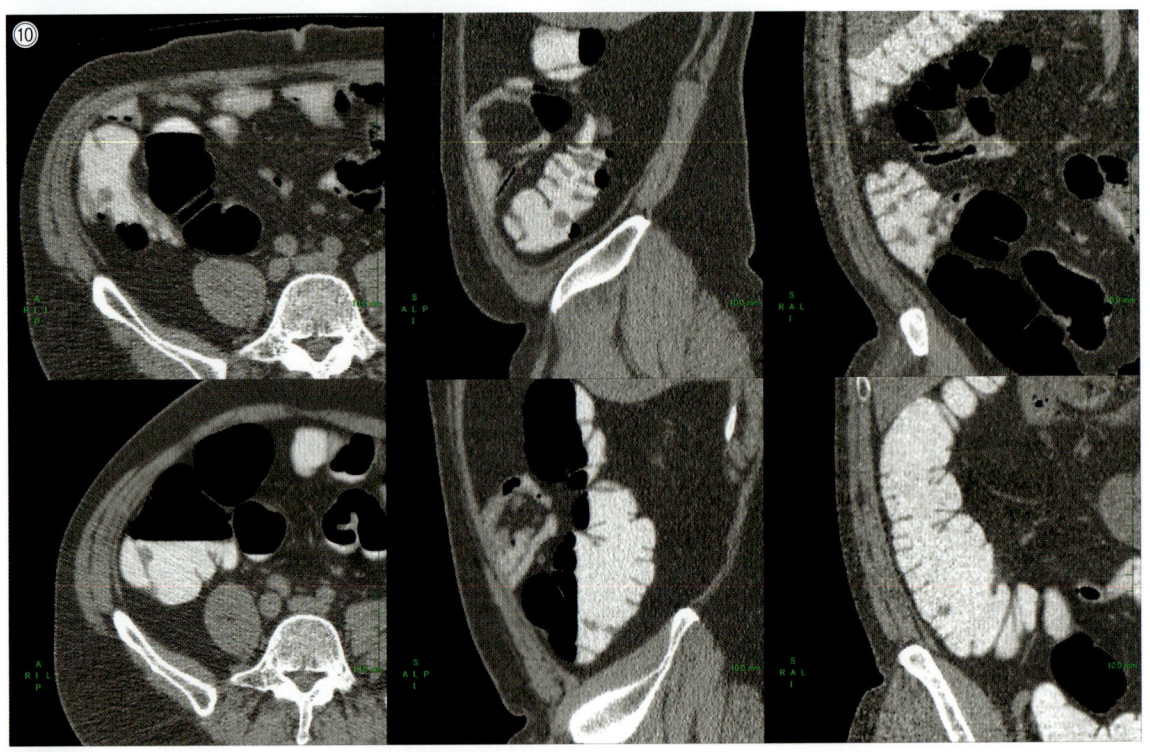

⑩2体位比較読影を行います．両体位においてタギングされた液状残渣に完全に埋没しています．3次元読影では指摘できません．液状残渣が多量の場合は両体位でAxial，Coronal，Sagittal画像の読影をていねいにすることにより病変を指摘できます．内部陰影のCT値が軟部組織であること，内部陰影が均一であることから病変と診断します．

比較読影

➡ この症例のポイント！

- ✓ タギングされた液状残渣が多量の場合，両体位ともていねいに2次元画像をチェックすることにより病変の指摘が可能です．
- ✓ タギングされた残液を取り除く電子クレンジング技術は，これを使用した場合の読影精度がまだ担保されていません．オリジナルの画像で2次元読影することをおすすめします．

解答

上行結腸，Isポリープ，12mm，腺腫．

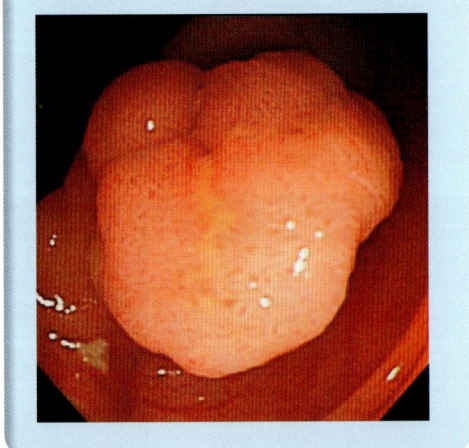

38

GAIA-012

使用装置	64列CT	
体位	仰臥位	腹臥位
管電圧	120kVp	
管電流 AEC 設定	SD20	
min-max，mA	60-100	60-115
収集スライス厚	0.5*64mm	1.0*32mm
ビームピッチ	0.828	0.843
再構成スライス間隔	0.5mm	0.8mm
画像再構成法	FBP	
DLP	489.7mGy・cm	
総被ばく線量	7.3mSV	

症例：40歳代，女性．主訴：便潜血陽性．
身長：151cm，体重：50kg，前処置：PEG-CM 800mL．
炭酸ガス自動送気装置：エニマCO2（堀井薬品工業）．
ガス送気総量 第一体位：2320mL，第二体位：2400mL．

仰臥位

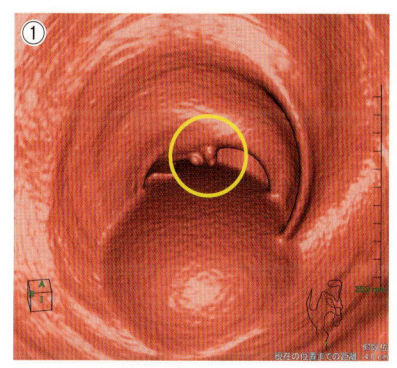

①3次元読影を開始します．直腸に隆起性病変を認めます．記録します．

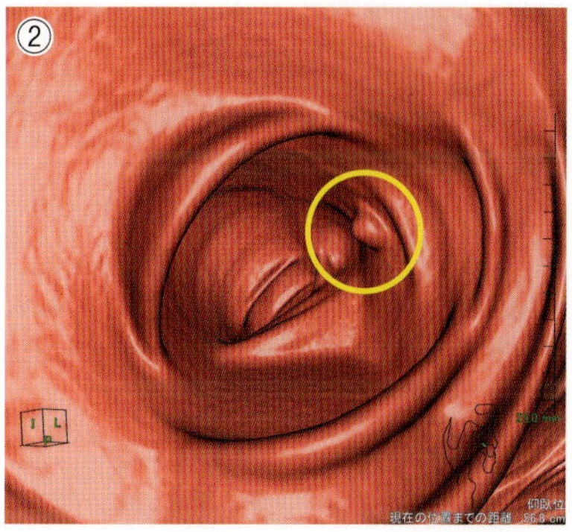

②肛門から約60cmのS状結腸にも隆起性病変を認めます．記録します．

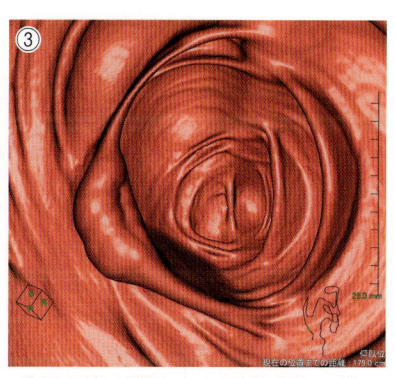

③回盲部に到達したので折り返して読影を進めます．

腹臥位

④仰臥位の3次元読影に続いて，腹臥位も3次元読影を行います．直腸に隆起性病変を認めます．記録します．S状結腸の隆起性病変は指摘できません．

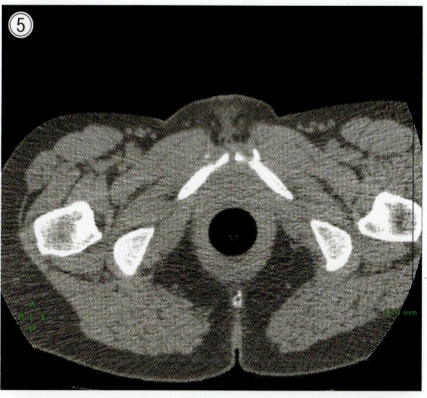

⑤2次元読影を行います．3次元画像で拾い上げができなかった病変がないか確認します．

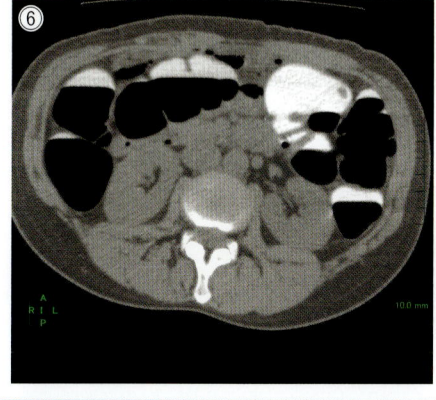

⑥腹臥位の2次元読影を行います．タギング残液内に埋没病変がないか注意しながら読影します．

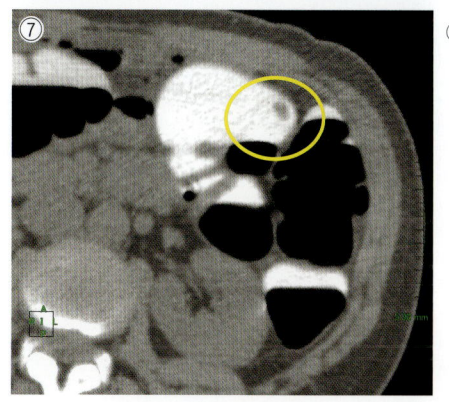

⑦S状結腸にタギング残液内に埋没した均一な内部陰影を認めます．軟部組織のCT値を示す陰影です．記録してサイズ計測を行います．

比較読影

仰臥位

腹臥位

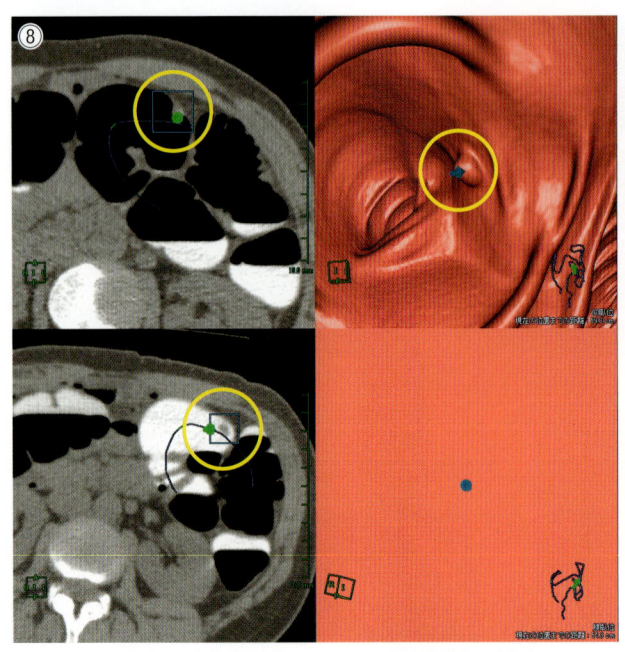

⑧仰臥位，腹臥位を比較することでS状結腸隆起が病変と判断できます．

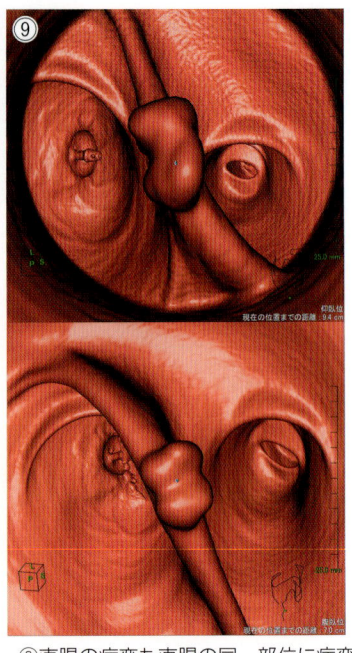

⑨直腸の病変も直腸の同一部位に病変を指摘できます．

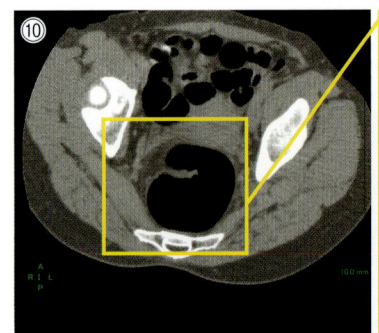

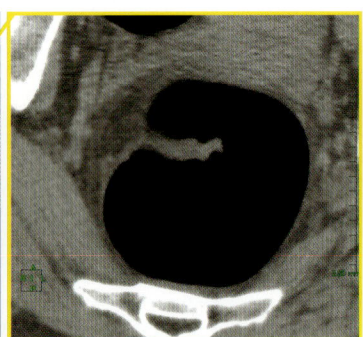

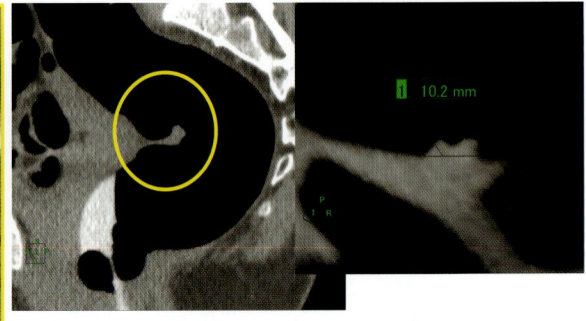

⑩直腸の病変の2次元画像における2体位比較を行います．3次元画像では明瞭に指摘できる病変ですが，病変がひだ上にあるため2次元画像では病変の同定がやや難しくなります．慎重にサイズ計測をします．

この症例のポイント！

✓ 病変がひだ上にある場合は，2次元画像で病変を指摘することが難しくなることがあります．ひだの太まりに注意しながら読影することが重要です．

解答

直腸，Isポリープ，12mm，腺腫．

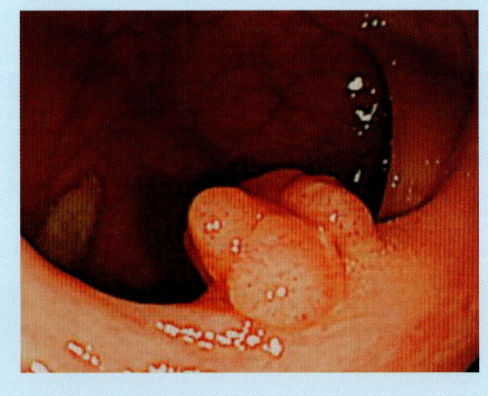

S状結腸，Isポリープ，7mm，腺腫．

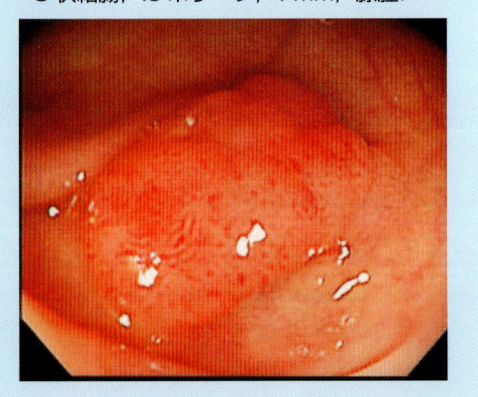

株式会社 AZE

GAIA-013

使用装置	16列CT	
体位	仰臥位	腹臥位
管電圧	120 kVp	
管電流 AEC 設定	SD16	SD18
min-max, mA	45-80	35-70
収集スライス厚	1.0*16mm	
ビームピッチ	0.938	
再構成スライス間隔	0.8mm	
画像再構成法	FBP	
DLP	未測定	
総被ばく線量	未測定	

症例：60歳代，女性．主訴：便潜血陽性．
身長：143cm，体重：44kg，前処置：PEG-C 2000mL．
炭酸ガス自動送気装置：エニマ CO2（堀井薬品工業）．
ガス送気総量 第一体位：1800mL，第二体位：2100mL．

仰臥位

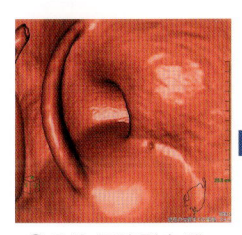

① 3次元読影を開始します．

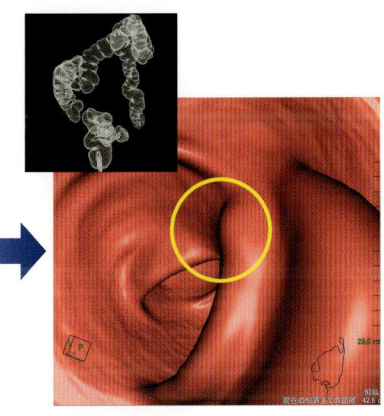

② 肛門から約40cmのS状結腸に小隆起を指摘できます．

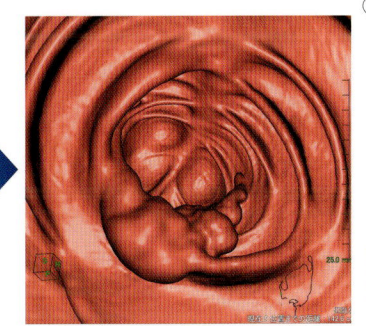

③ 盲腸から上行結腸にかかるバウヒン弁周囲に病変を指摘できます．

腹臥位

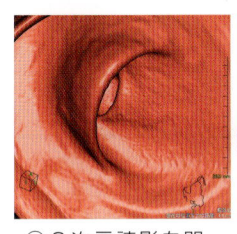

④ 3次元読影を開始します．

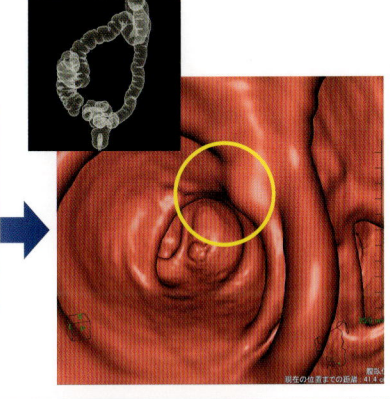

⑤ 肛門から約40cmのS状結腸に隆起を指摘できます．

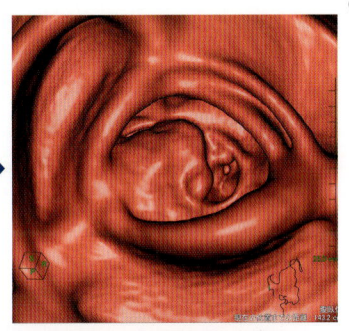

⑥ 盲腸から上行結腸にかかるバウヒン弁周囲に病変を指摘できます．

仰臥位

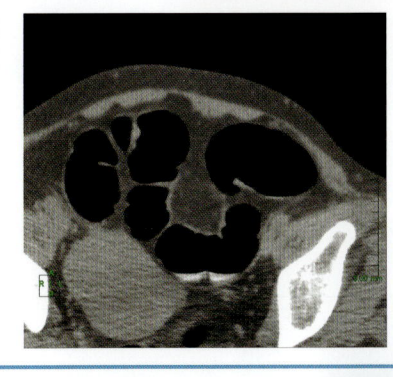

⑦ 2次元読影を開始します．3次元画像で指摘したS状結腸の小隆起をAxial画像で指摘するのは難しいです．

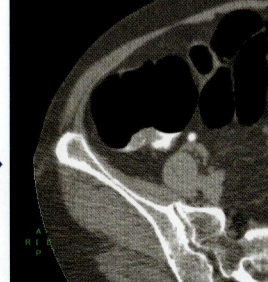

⑧ バウヒン弁近傍に軟部組織陰影を認めます．

腹臥位

⑨ 2次元読影を開始します．仰臥位同様にバウヒン弁近傍の軟部組織陰影を認めます．

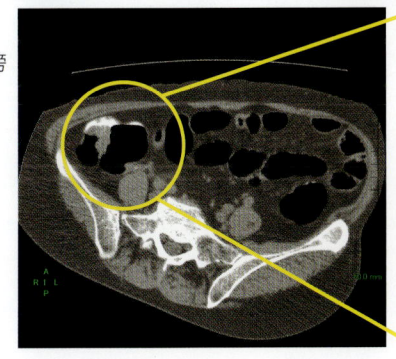

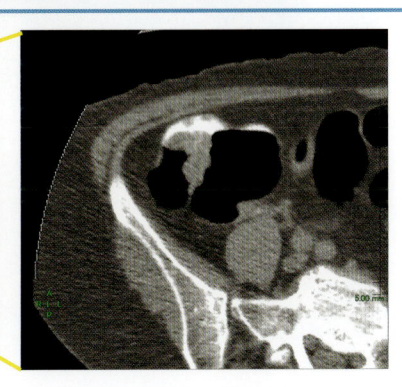

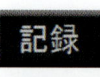

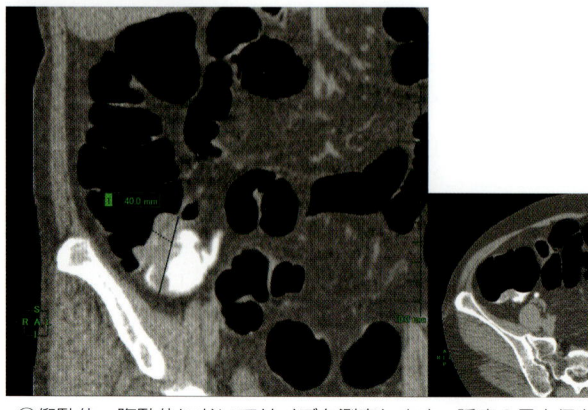

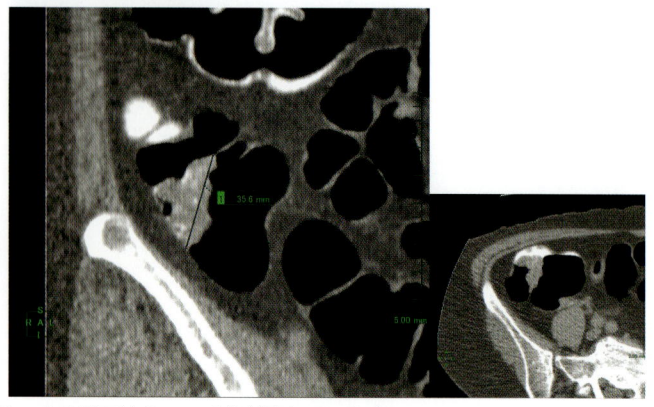

⑩仰臥位・腹臥位においてサイズを測定します．腫瘍の最大径を測るため，本症例ではCoronal像が適しています．

この症例のポイント！

- 表面隆起型病変のうち，隆起成分を伴うLST-G病変は，大腸CTによる検出が容易です．
- バウヒン弁は正常であっても，一見すると病変に見えることがあります．2次元画像で終末回腸との連続性の有無で判断します．
- バウヒン弁上に存在する，あるいは連続している病変も存在します．この場合，大腸CTのピットフォールになりやすいため，バウヒン弁と決めつけないことも大切です．

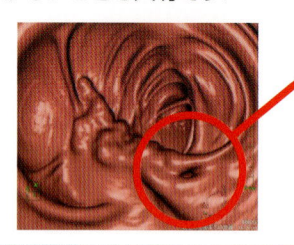

バウヒン弁
バウヒン弁と病変とは離れているように観察できますが，その一部で連続性を認めます．

LSTとは？

LSTとは腸管壁に沿って横方向に広がる幅が10mm超の腫瘍のことで，側方発育型腫瘍（laterally spreading tumor）の略語です．形態学的に顆粒型（granular type: LST-G），非顆粒型（non-granular type: LST-NG）と分けられます．

参考文献）Uraoka T, Saito Y, Matsuda T, et al. Endoscopic indications for endoscopic mucosal resection of laterally spreading tumours in the colorectum. Gut 2006;55:1592-7.

解答

早期大腸癌（盲腸・上行結腸），Is+IIa（LST-G），35mm，
組織型：管状絨毛腺腫内癌，深達度：粘膜内．

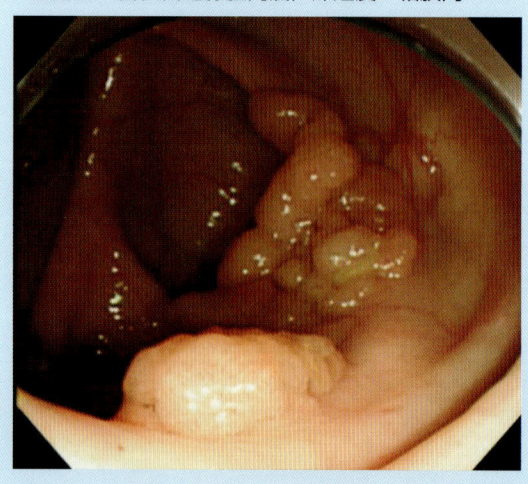

S状結腸，Isポリープ，3.5mm．
内視鏡では存在確認のみです．大腸CTで必ずしも指摘する必要はありません．

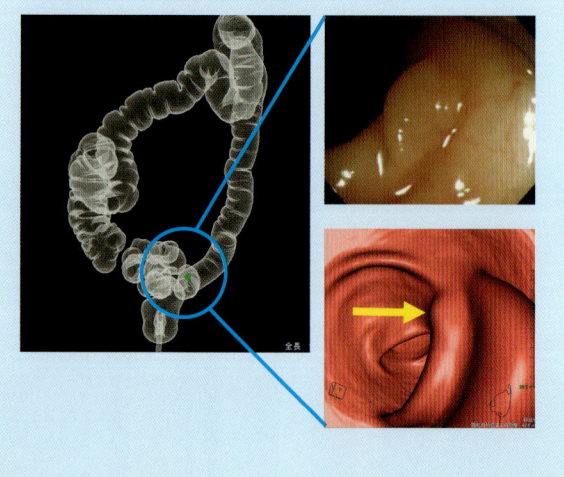

42

GAIA-014

症例：60歳代，女性．主訴：下血．
身長：152cm，体重：47kg，前処置：PEG-CM 800mL．
炭酸ガス自動送気装置：エニマCO2（堀井薬品工業）．
ガス送気総量　第一体位：2780mL，第二体位：3000mL．

使用装置	64列CT	
体位	仰臥位	腹臥位
管電圧	120kVp	
管電流AEC設定	SD20	
min-max, mA	61-90	70-100
収集スライス厚	0.5*64 mm	1.0*32mm
ビームピッチ	0.828	0.843
再構成スライス間隔	0.5mm	0.8mm
画像再構成法	FBP	
DLP	454.8mGy・cm	
総被ばく線量	6.8mSV	

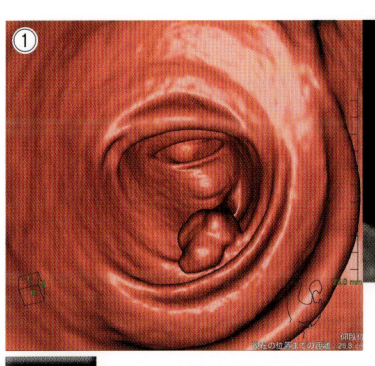

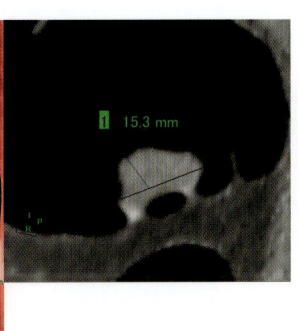

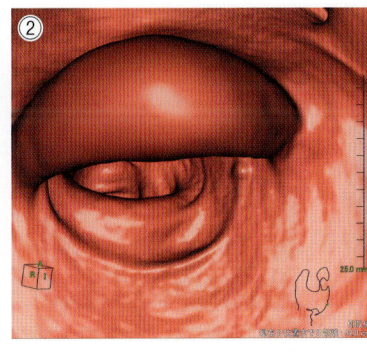

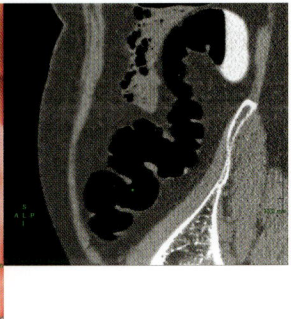

① 3次元読影を開始します．肛門から約30cmのS状結腸に，茎（Stalk）がある隆起性病変を認めます．

② 屈曲やひだが多いところの観察は死角が多いので注意が必要です．

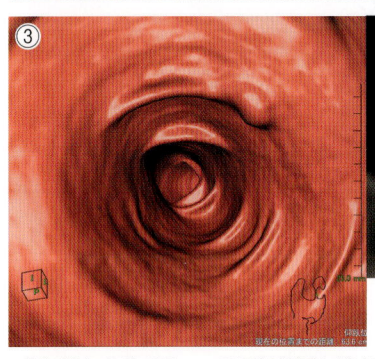

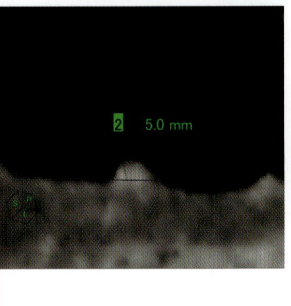

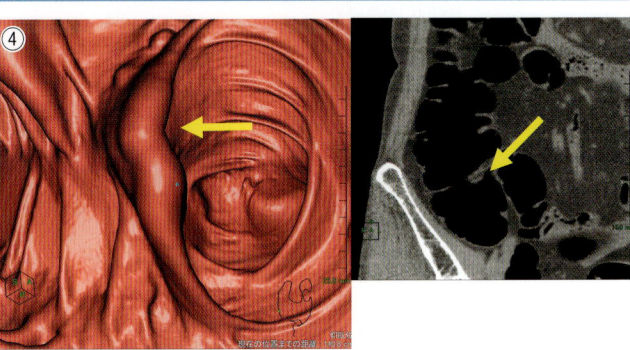

③ 肛門から約65cmの下行結腸に隆起性病変を認めます．

④ バウヒン弁を確認し盲腸まで観察を進めます．その後反転し，盲腸→肛門へ観察を行います．

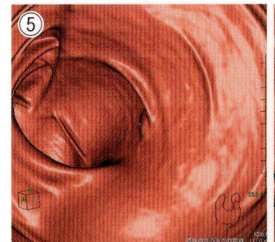

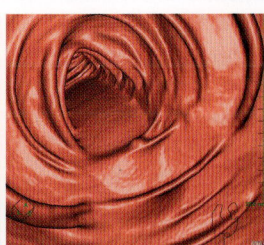

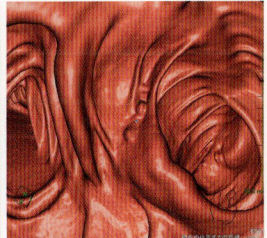

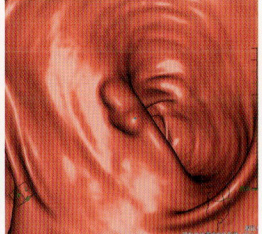

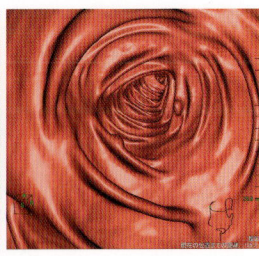

⑤ この症例は低用量腸管前処置のため腸管内に多数の小隆起を認めます．原則として，そのつど2次元画像で内部CT値やガスの混入などを確認し病変かどうかを判断しますが，神経質になる必要はありません．背景として，欧米の大腸CTガイドラインやコンセンサスでは6mm以上の病変が拾い上げの対象となっています．大腸CTでは，5mm以下の病変の診断精度は担保されていないことも理由です．

株式会社 AZE

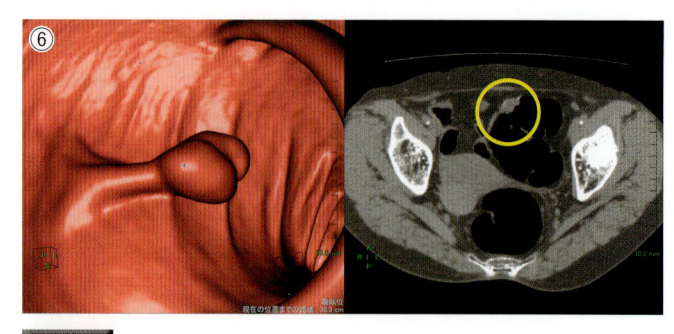

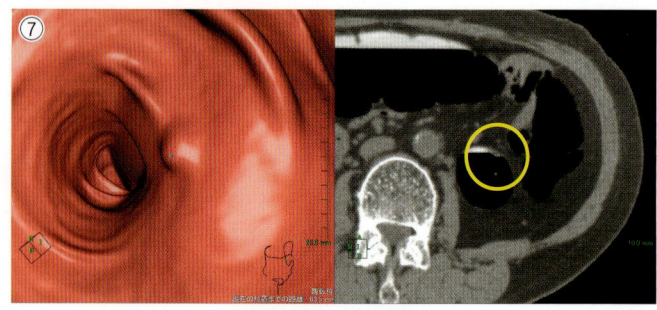

腹臥位 腹臥位の3次元読影でも，仰臥位で指摘されたS状結腸（⑥）と下行結腸（⑦）の病変が観察されます．

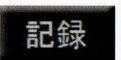

記録

仰臥位
腹臥位

⑧3次元読影に続いて2次元読影を行います．

⑨タギングされた残液内の陰影が病変かどうか2体位で比較し判断します．

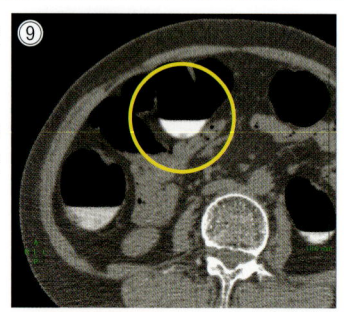

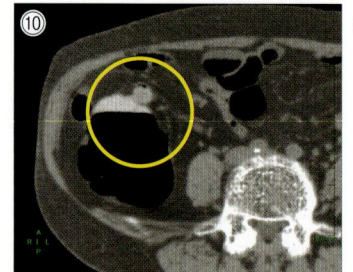

⑩2次元読影では大腸憩室が明瞭に描出されています．

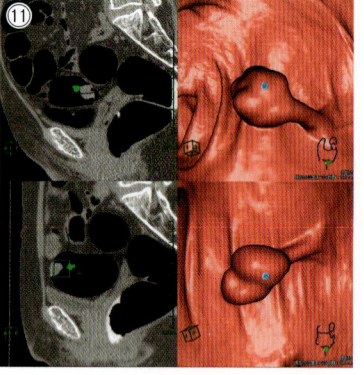

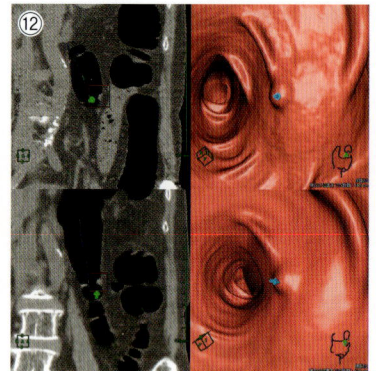

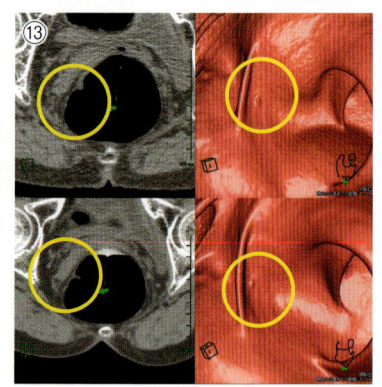

比較読影

⑪⑫2体位で病変部を比較し移動の有無などを見ます．
⑬ただし，壁に付着した残渣の中には体位変換で移動しないものもあります．

➡ この症例のポイント！

✓ 腸管前処置の状態によっては腸管内に病変様の隆起が多発することがありますが，2次元画像や2体位比較をていねいに行うことで見落としが少なくなります．

✓ 壁に付着した残渣は体位変換で移動しないことがあり，タギングされていない場合は病変との鑑別は難しいことがあります．

解答

S状結腸，Ipポリープ，15mm，腺腫．　　下行結腸，Ipポリープ，5mm，腺腫．

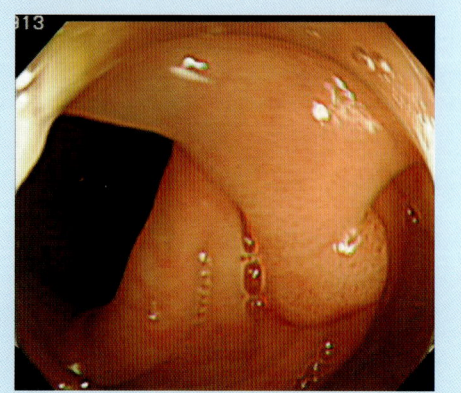

GAIA-015

症例：50 歳代，女性．主訴：貧血精査．
身長：148cm，体重：42kg，前処置：PEG-C 2000mL．
炭酸ガス自動送気装置：エニマ CO2（堀井薬品工業）．
ガス送気総量　第一体位：2400mL，第二体位：3000mL．

使用装置	64 列 CT	
体位	仰臥位	腹臥位
管電圧	120kVp	
管電流 AEC 設定	SD16	SD18
min-max，mA	35-80	16-70
収集スライス厚	0.5*64 mm	1.0*32mm
ビームピッチ	0.828	0.843
再構成スライス間隔	0.5mm	0.8mm
画像再構成法	FBP	
DLP	未測定	
総被ばく線量	未測定	

【仰臥位】3 次元読影を開始します．

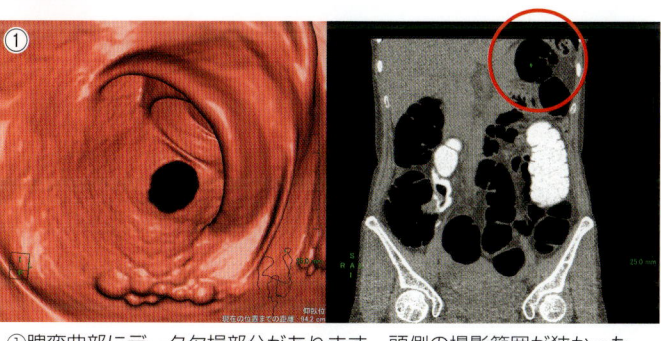

①脾弯曲部にデータ欠損部分があります．頭側の撮影範囲が狭かったことが原因です．3 次元読影では特に病変を指摘できません．

【腹臥位】3 次元読影を開始します．

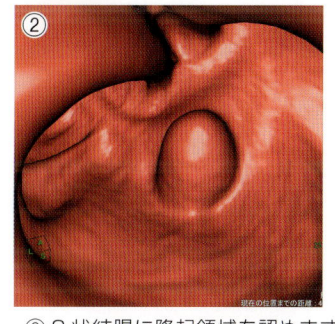

②S 状結腸に隆起領域を認めます．立ち上がりがやや緩やかで粘膜下病変が疑われます．

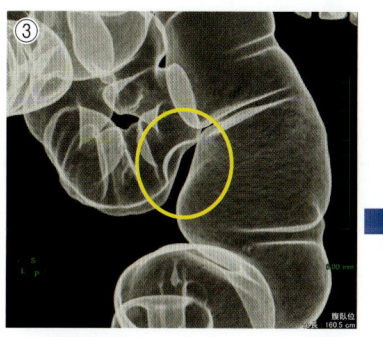

【記録】

③注腸類似像で病変の側面像の観察してみます．病変の立ち上がりが緩やかなことがわかります．

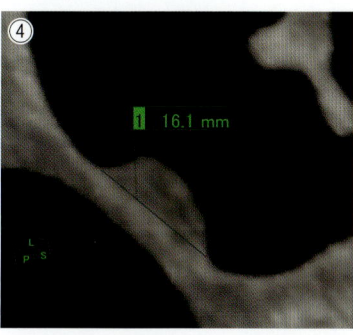

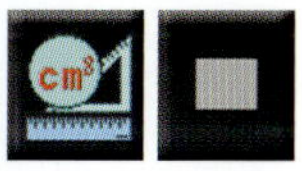

④記録した領域の 2 次元画像を確認します．周囲より黒く CT 値が低いことがわかります．サイズも計測します．

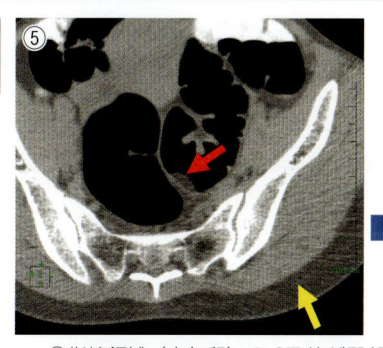

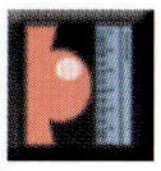

⑤指摘領域（赤矢印）の CT 値が臀部皮下脂肪（黄色矢印）とほぼ同じであることから，脂肪腫と判断できます．

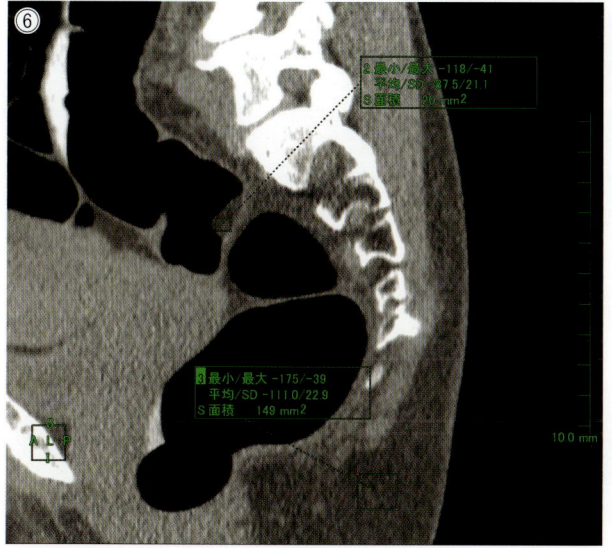

⑥CT 値を計測するのもひとつの方法です．計測すると，病変内部の CT 値と臀部皮下脂肪の CT 値が近いことがわかります．

【仰臥位】⑦3 次元読影では病変を指摘することができなかった仰臥位で，2 次元読影を開始します．腹臥位の情報から，残渣内に脂肪腫が埋没していることが推測されます．

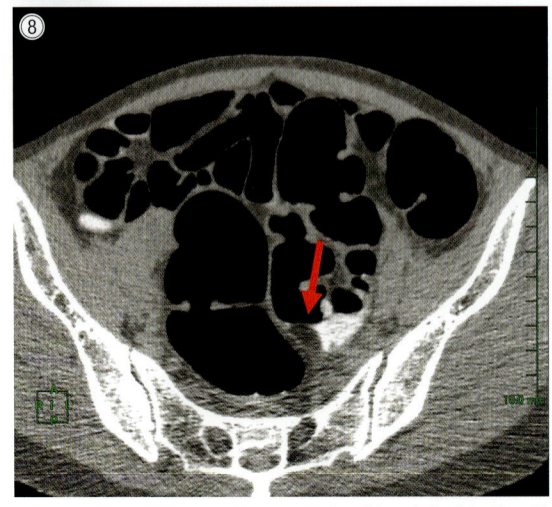

⑧ 2次元読影でS状結腸にCT値の低い病変がタギングされた残渣内に指摘できます．病変を記録します．

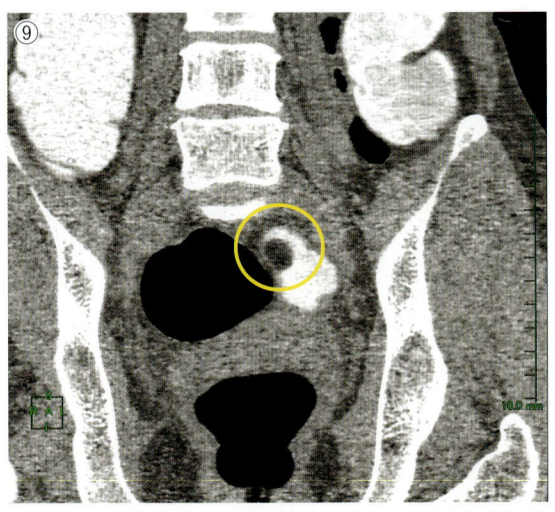

⑨ Coronal像です．周囲の軟部組織より明らかにCT値が低いことが明瞭です．

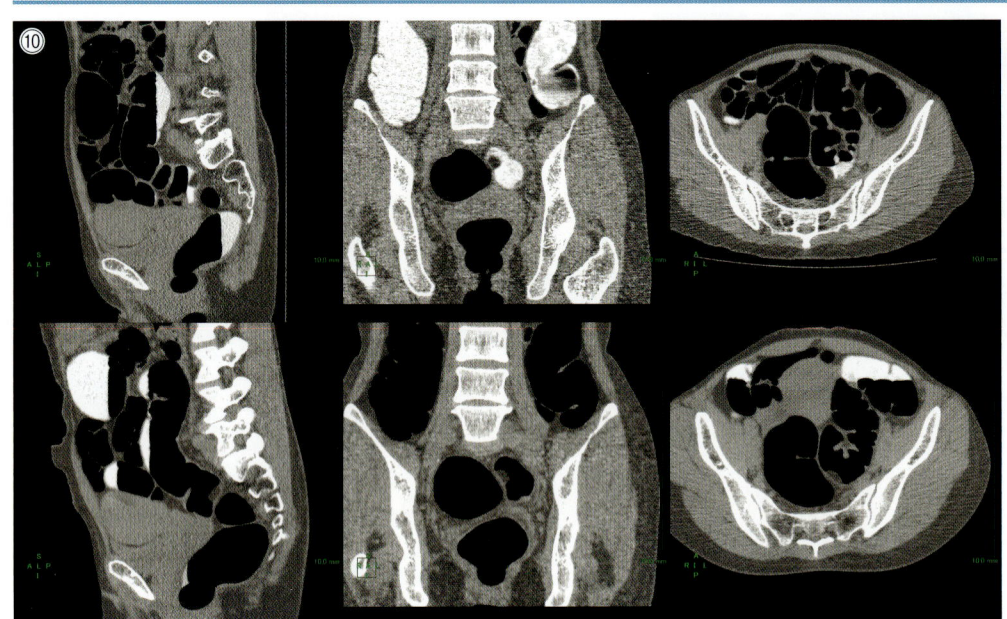

⑩ 2体位比較読影を行います．
S状結腸の脂肪腫が2体位で同一の部位にあることが確認できます．
2次元読影を終了し，他に病変がないことを確認します．

この症例のポイント！

- 粘膜下腫瘍は病変の立ち上がりがなだらかです．
- 脂肪腫の内部CT値は，他の大腸病変（癌，腺腫，のう胞など）より低い値をとるため鑑別が可能です．
- 脂肪腫は，その内部CT値が内臓脂肪や臀部の脂肪と同等であることを確認することで診断できます．

解答

S状結腸，16mm，脂肪腫．

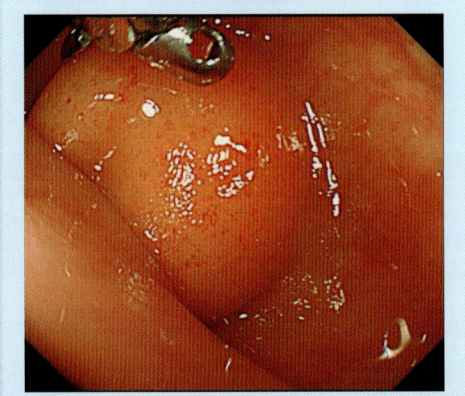

GAIA-016

症例：40歳代，男性．主訴：任意型検診．
身長：155cm，体重：75kg，前処置：PEG-CM 800mL．
炭酸ガス自動送気装置：エニマ CO2（堀井薬品工業）．
ガス送気総量 第一体位：1900mL，第二体位：2100mL．

使用装置	64列CT	
体位	仰臥位	腹臥位
管電圧	120 kVp	
管電流 AEC 設定	SD20	
min-max, mA	51-93	51-80
収集スライス厚	1.0*32mm	
ビームピッチ	0.843	
再構成スライス間隔	1.0mm	
画像再構成法	FBP	
DLP	444.3 mGy・cm	
総被ばく線量	6.66 mSv	

仰臥位

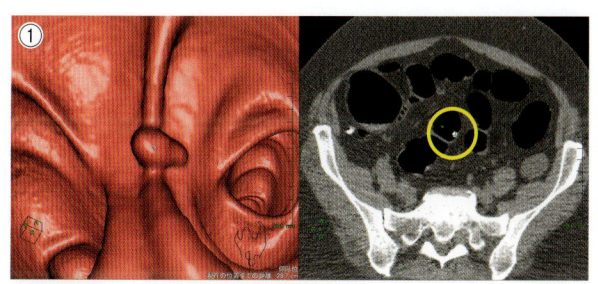

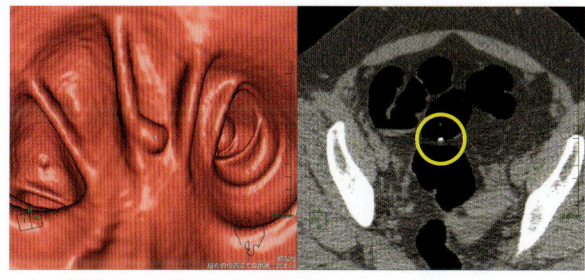

① 3次元読影を開始します．この症例は低用量腸管前処置のため腸管内に多数の小隆起を認めます．原則として，そのつど2次元画像で内部CT値やガスの混入などを確認し病変かどうかを判断します．固形残渣が多い場合，2次元画像で病変の拾い上げをすることも有用です．

3次元画像による病変の拾い上げを継続した場合

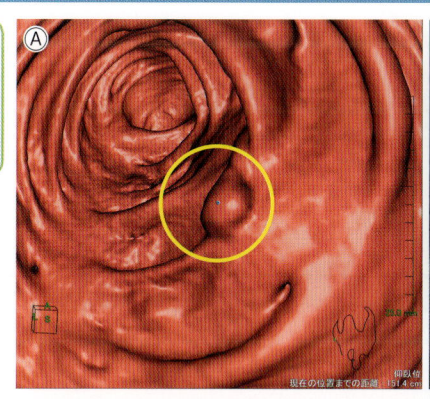

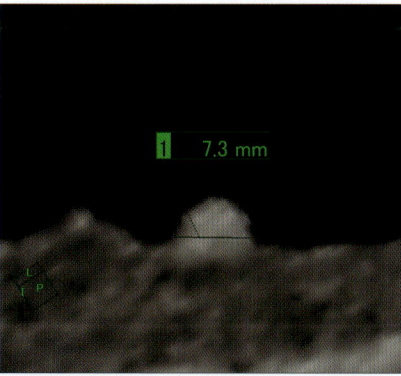

Ⓐ 上行結腸にも固形残渣が多く認めますが，肛門から約152cmの隆起部分の内部陰影はタギングされておらず均一です．病変の可能性があります．

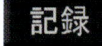

腹臥位

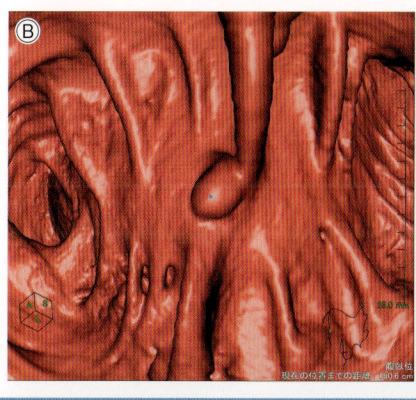

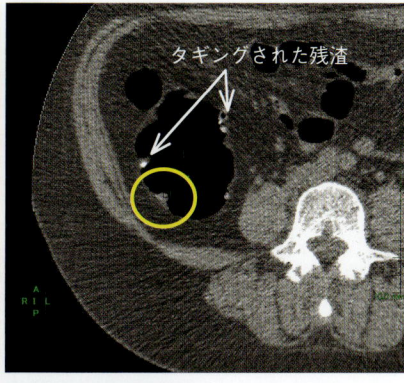

Ⓑ 腹臥位でも3次元画像による拾い上げを進めます．タギングされた固形残渣が多く，読影は大変です．
肛門から約148cmの上行結腸に隆起を認め，軟部組織のCT値であるため病変を疑います．

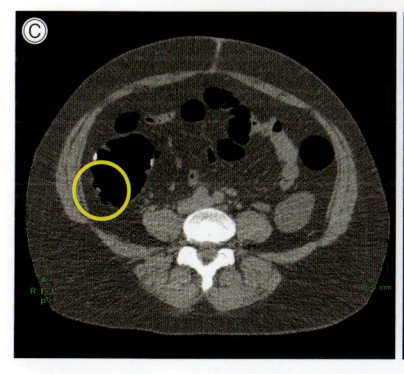

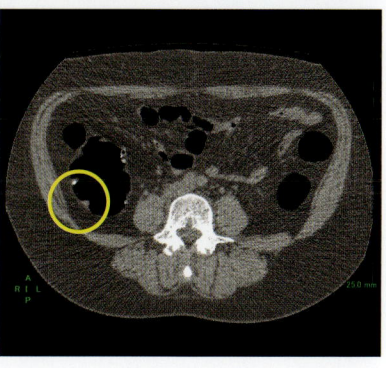

タギングされた残渣

Ⓒ 上行結腸の指摘した領域が，2体位比較読影で，移動を伴わないことから病変と診断できます．3次元読影→2次元読影を行います．

47

病変の拾い上げを2次元画像に変更した場合

仰臥位

Axial画像で，直腸から近位側に向かって，大腸の粘膜面を順に観察していきます．S状結腸，下行結腸のタギングされた固形残渣が目立ちます．白くタギングされていることから病変ではなく残渣と判断できます．

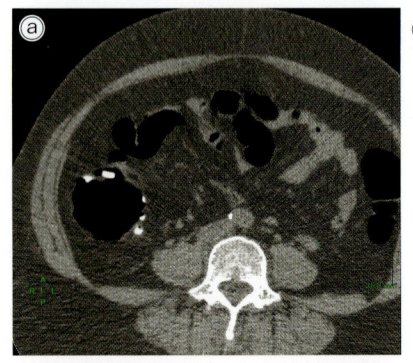

ⓐ 上行結腸にも多くの固形残渣を認めます．

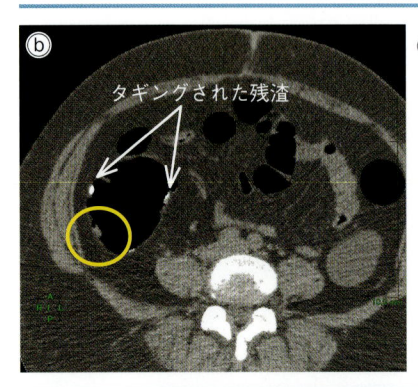

ⓑ タギングされた残渣

ⓑ 肛門から約152cmの上行結腸に隆起の内部陰影はタギングされておらず均一です．病変の可能性があります．

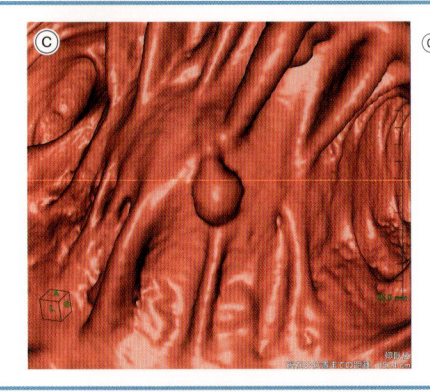

ⓒ 指摘した領域を3次元画像で確認します．形態からも病変として矛盾しません．

記録

腹臥位

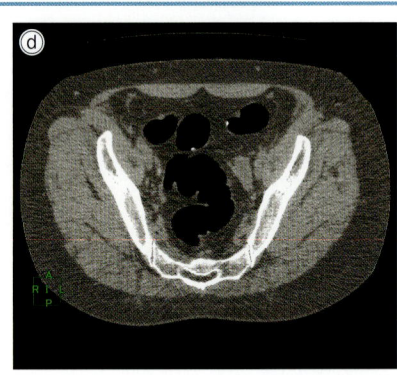

ⓓ Axial画像による読影を直腸からはじめます．

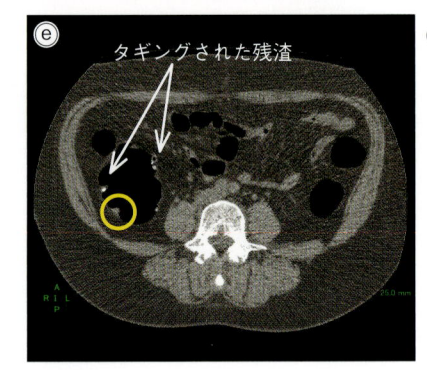

ⓔ タギングされた残渣

ⓔ 肛門から約148cmの上行結腸にタギングされていない隆起を認めます．3次元画像でも確認します．

ⓕ 2体位比較読影で上行結腸の指摘した領域が，病変であることを確認します．

➡ **この症例のポイント！**

✓ 残渣が多量に存在しますが，良好にタギングされているため，残渣と病変の鑑別が可能です．

✓ 低用量の腸管前処置では，固形残渣が多くなる傾向があります．

✓ このような場合には2次元読影を先に行うことで，つまりAxial画像で病変を拾い上げることで，読影時間の短縮を図れますが，より高度な読影技術が必要です．

解答

上行結腸，Ipポリープ，9mm，腺腫．

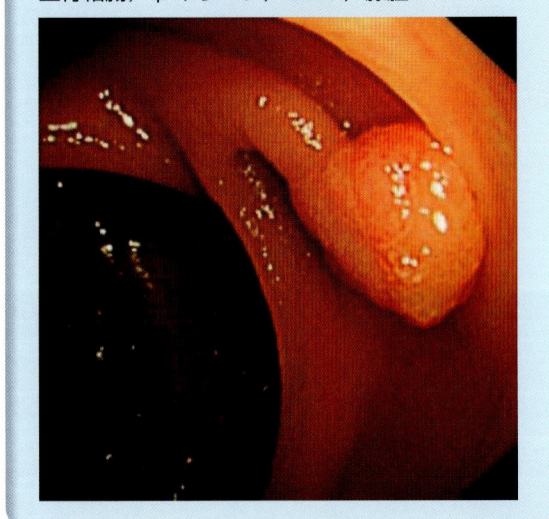

48

GAIA-017

症例：60歳代，女性．主訴：任意型検診．
身長：155cm，体重：52kg，前処置：PEG-C 2000mL．
炭酸ガス自動送気装置：エニマCO2（堀井薬品工業）．
ガス送気総量 第一体位：3100mL，第二体位：3300mL．

使用装置	64列CT	
体位	仰臥位	腹臥位
管電圧	120 kVp	
管電流 AEC 設定	SD20	
min-max, mA	22-70	16-50
収集スライス厚	1.0*32mm	
ビームピッチ	0.843	
再構成スライス間隔	1.0mm	
画像再構成法	FBP	
DLP	250.4 mGy·cm	
総被ばく線量	3.76 mSv	

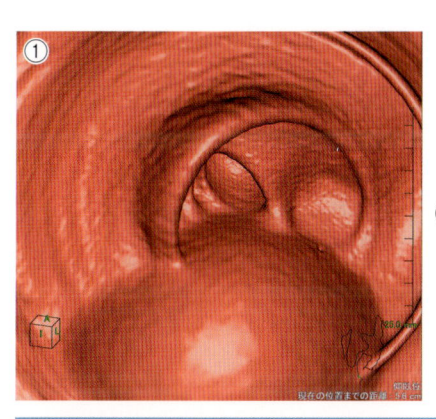

① 3次元読影を開始します．

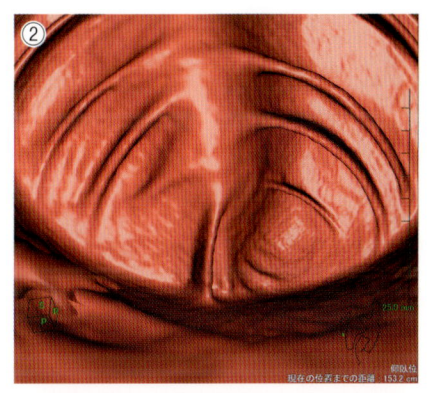

② 盲腸まで観察して，折り返し直腸まで観察します．

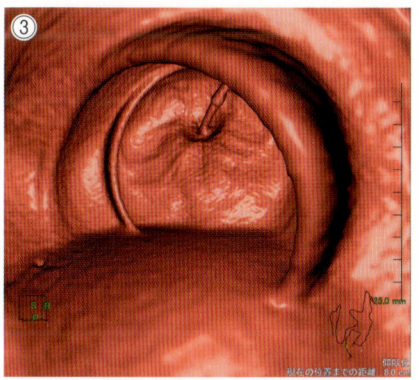

③ 仰臥位の3次元読影終了．腫瘍性病変は指摘できません．

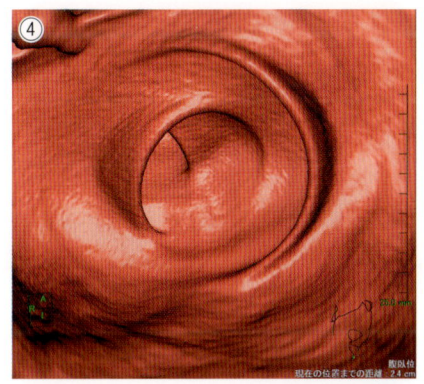

④ 3次元読影を開始します．

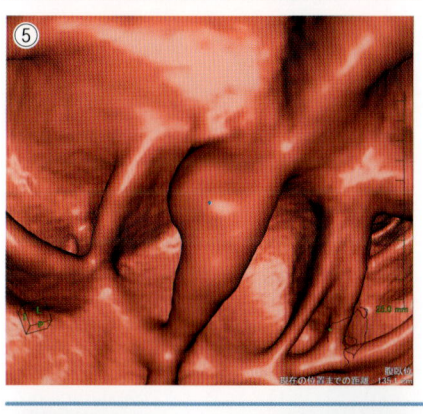

⑤ 肛門から約131cmの上行結腸に隆起性病変を認めます．

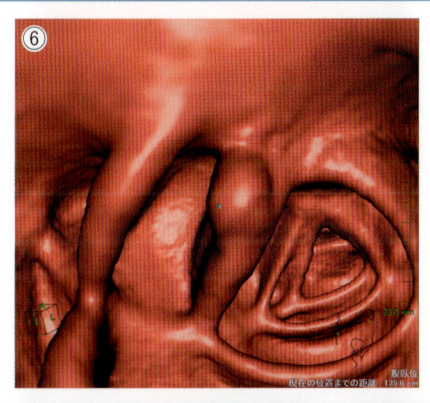

⑥ 上行結腸に認めた隆起性病変を正面視した画像です．

病変を記録します．

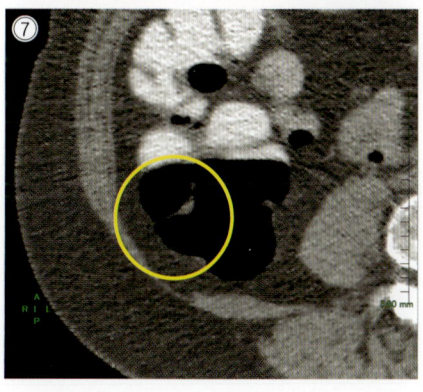

⑦ 隆起性病変の内部陰影を確認します．軟部組織のCT値で内部は均一です．ガスの混入を認めず，病変が疑われます．

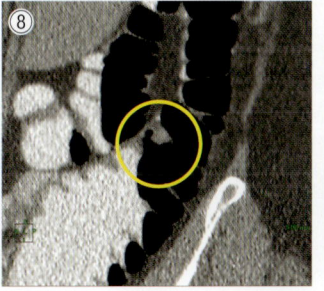

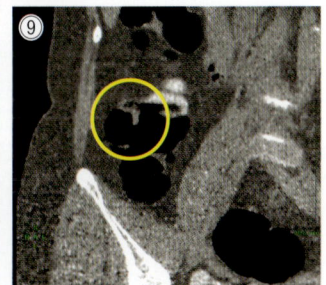

⑧⑨ Sagittal, Coronal 画像でも同様です．

株式会社 AZE

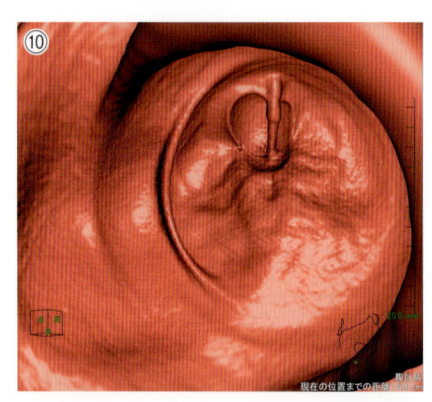

⑩腹臥位の3次元読影終了．
3次元画像で拾い上げができなかった病変がないかを2次元読影にて確認します．

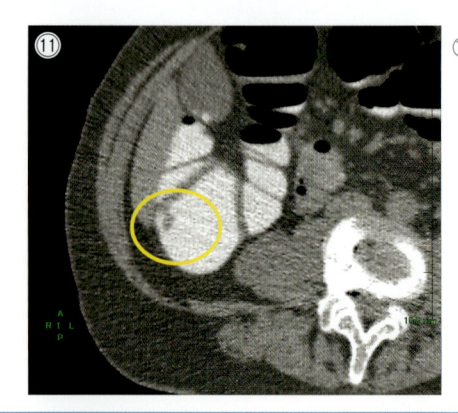

⑪仰臥位のAxial画像にて，上行結腸のタギングされた残液の中に埋もれた病変を疑います．
Axial画像の136枚目のスライスのあたりになります．

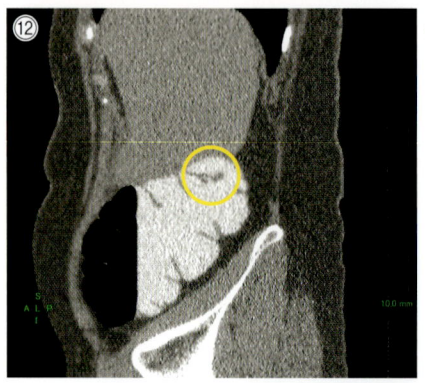

⑫Sagittal画像でも同様に病変を疑います．

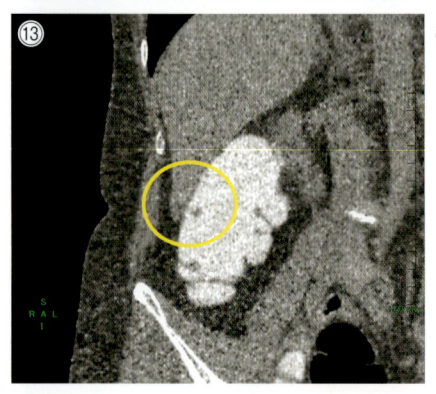

⑬Coronal画像でも同様に病変を疑います．2次元読影で他に病変を認めません．

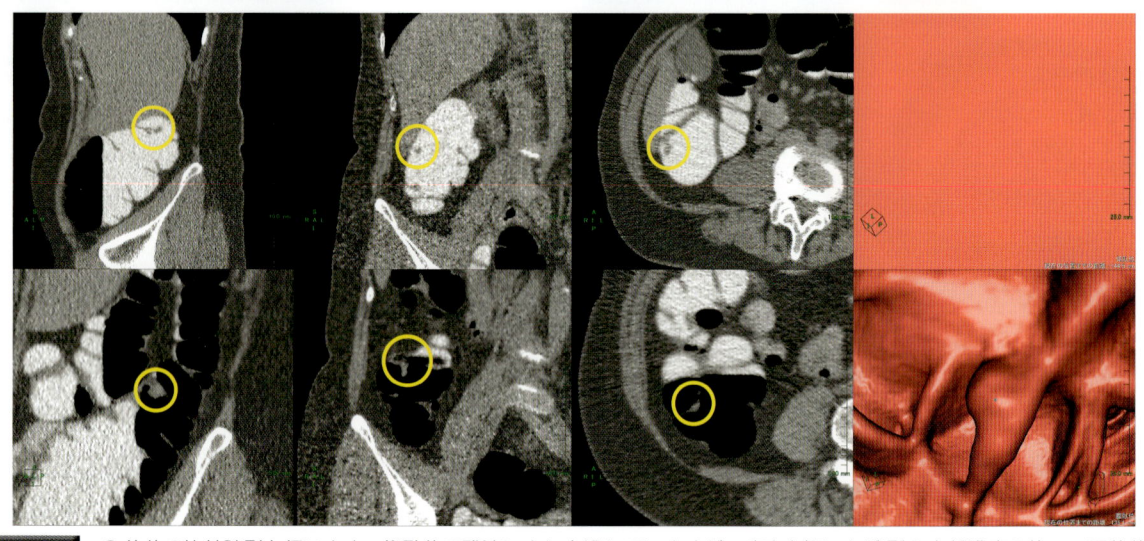

比較読影

2体位の比較読影を行います．仰臥位で残液により水没していますが，病変を疑った陰影の内部濃度の均一，両体位で描出できることから病変と診断できます．

➡ この症例のポイント！

- ✓ 仰臥位で残液に病変が水没していますが，2次元画像にて指摘が可能です．2体位の比較読影を行うことで，同じ位置に病変が存在することが確認できます．
- ✓ 内視鏡検査に準じた量の腸管前処置・下剤を使用した場合，液状残渣が多くなります．3次元読影では液状残渣の領域が死角となることに注意してください．

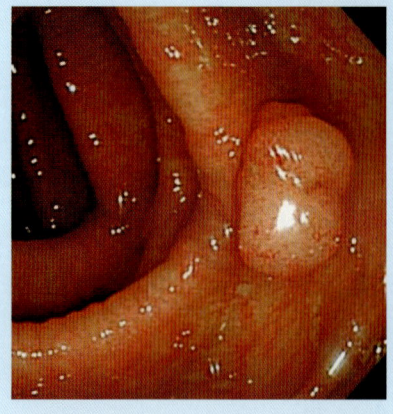

解答

早期大腸癌（上行結腸），
Is，12mm，
組織型：高分化管状腺癌，
深達度：粘膜内．

株式会社 AZE

GAIA-018

症例：50歳代，女性．主訴：任意型検診．
身長：152cm，体重：51kg，前処置：PEG-C 2000mL．
炭酸ガス自動送気装置：エニマ CO2（堀井薬品工業）．
ガス送気総量 第一体位：1800mL，第二体位：2100mL．

使用装置	64列CT	
体位	仰臥位	腹臥位
管電圧	120 kVp	100 kVp
管電流 AEC 設定	SD20	SD45
min-max，mA	16-40	10-15
収集スライス厚	1.0*32mm	
ビームピッチ	0.843	
再構成スライス間隔	1.0mm	
画像再構成法	FBP	逐次近似応用再構成
DLP	108.8mGy・cm	
総被ばく線量	1.63mSv	

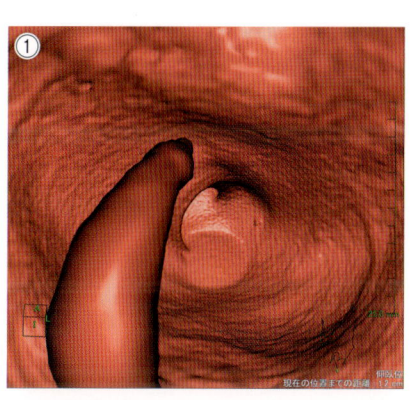

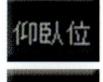

① 3次元読影を開始します．

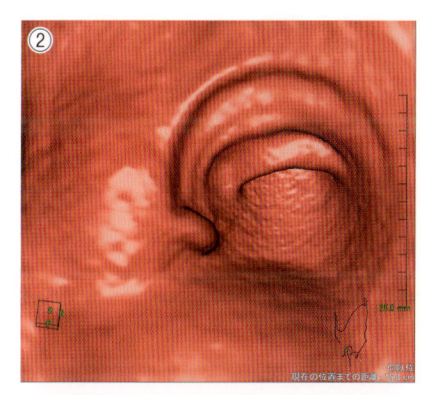

② 肛門から約18cmのS状結腸に隆起性病変を認めます．

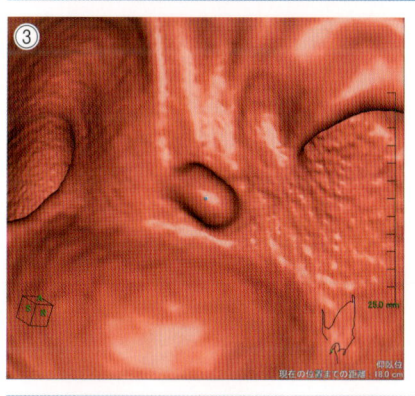

③ S状結腸に認めた隆起性病変を正面視した画像です．

病変を記録します．

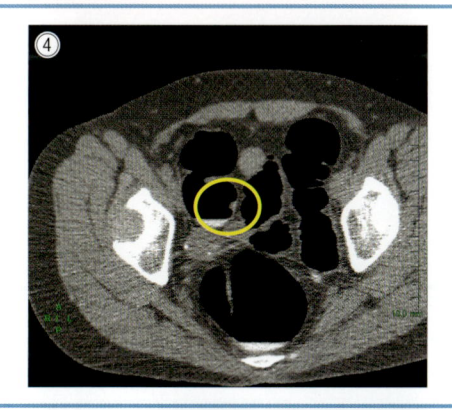

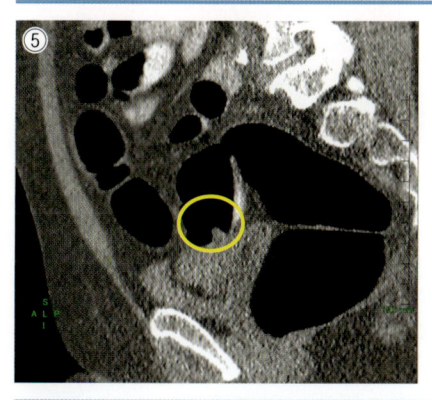

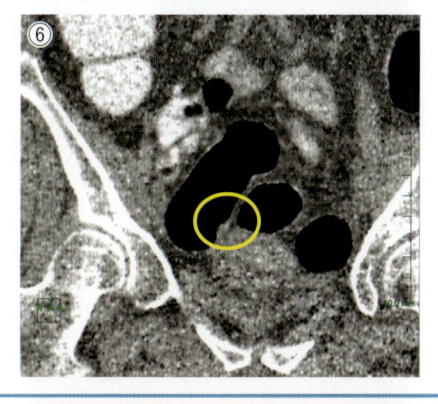

④⑤⑥ Axial，Coronal，Sagittal 画像の内部陰影を確認します．軟部組織のCT値で内部は均一です．ガスの混入を認めず，病変が疑われます．
続いて，サイズを記録します．

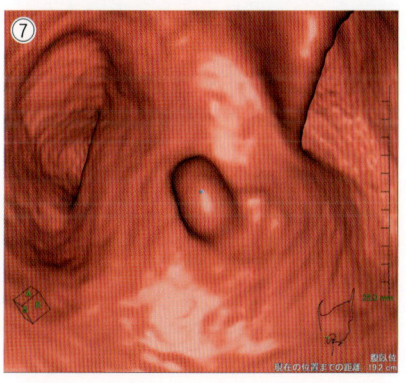

⑦ 腹臥位でもS状結腸の病変が肛門から約20cmの部位に認めます．

51

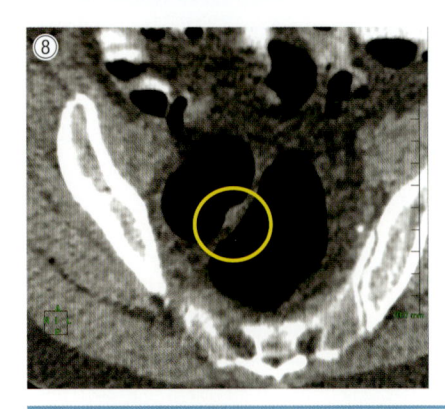

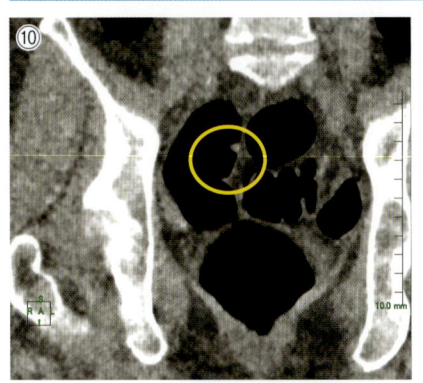

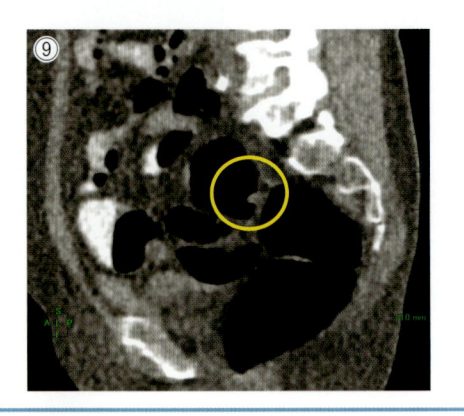

⑧⑨⑩仰臥位同様，Axial，Coronal，Sagittal画像で内部陰影を確認します．軟部組織のCT値で内部は均一です．ガスの混入を認めず，病変が疑われます．
続いて，サイズを記録します．
両体位の2次元読影を完了し，2体位の比較読影も必ず行ってください．

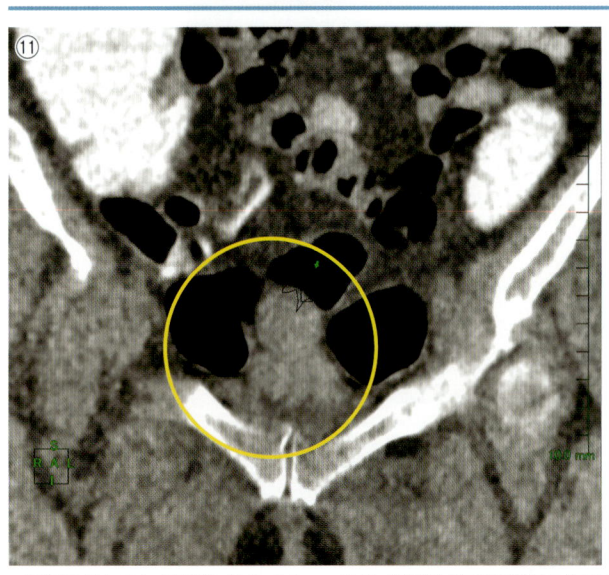

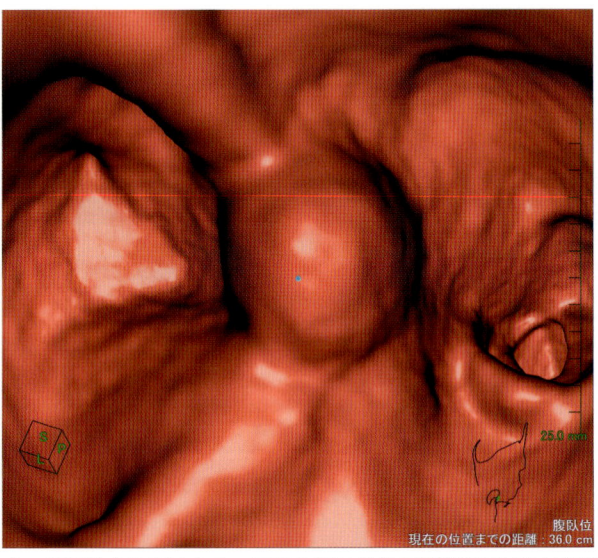

⑪腹臥位にて，肛門から約32cmのS状結腸が子宮筋腫を疑う病変によって圧排されています．このように2次元画像をていねいにチェックすることで粘膜下腫瘍と腸管外臓器による圧排との鑑別が容易にできます．

この症例のポイント！

- 二体位目の腹臥位は一体位目の仰臥位より線量を下げて撮影されましたが，逐次近似応用再構成により問題なく病変を指摘することができます．
- 2次元画像をていねいにチェックすることで，粘膜下腫瘍と腸管外病変の鑑別が容易にできます．

解答

S状結腸，Isポリープ，9mm，腺腫．

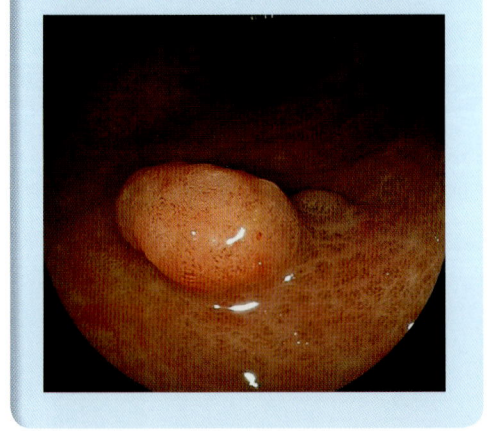

GAIA-019

症例：40歳代，男性．主訴：任意型検診．
身長：178cm，体重：77kg，前処置：PEG-C 2000mL．
炭酸ガス自動送気装置：エニマCO2（堀井薬品工業）．
ガス送気総量 第一体位：2800mL，第二体位：3200mL．

使用装置	64列CT	
体位	斜位	腹臥位
管電圧	120kVp	100kVp
管電流 AEC設定	SD20	SD28
min-max, mA	15-70	17-50
収集スライス厚	1.0*32mm	
ビームピッチ	0.843	
再構成スライス間隔	1.0mm	
画像再構成法	FBP	逐次近似応用再構成
DLP	181.8mGy・cm	
総被ばく線量	2.73 mSv	

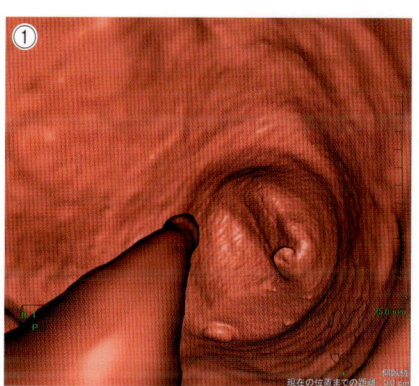

① 第二斜位（ポイント参照）
　3次元読影を開始します．

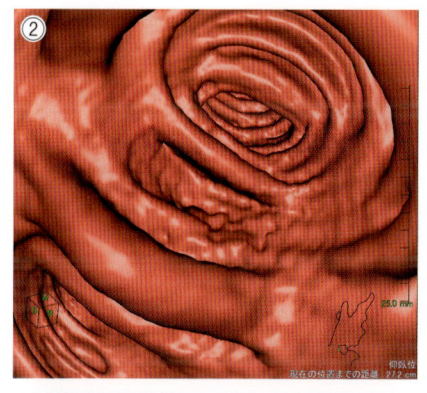

② 肛門から約29cmのS状結腸に粘膜面の不整を認めます．こうした不整は残液の表面や残渣であることが多いのですが，そのつどチェックをすることをおすすめします．

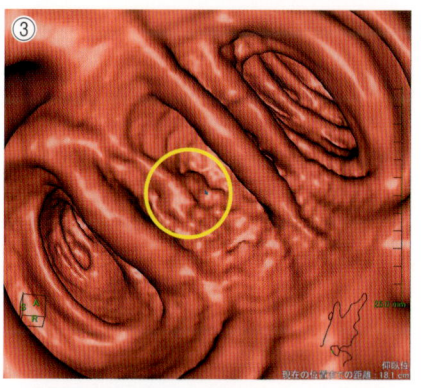

③ 正面視して見ると隆起様にも見えます．必ず，2次元画像で内部陰影の観察を行います．

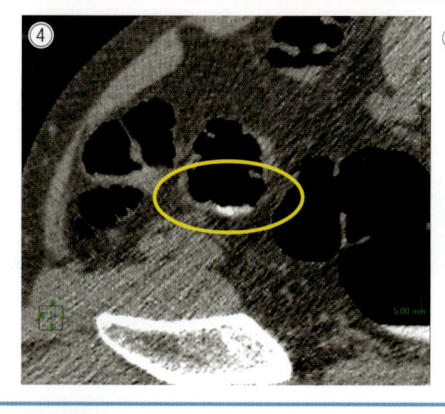

④ タギングされていない領域が観察されます．病変の可能性があります．
　領域を記録します．

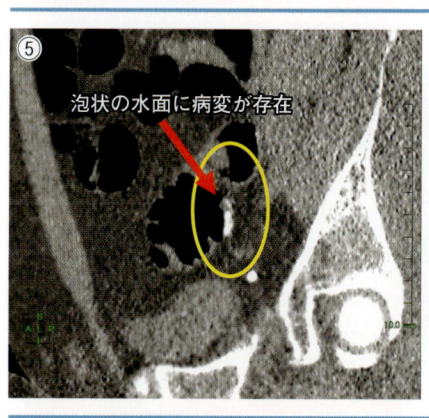

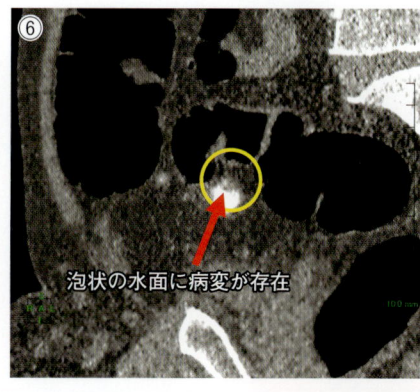

⑤⑥ 泡状の水面に病変が存在
　内部陰影を確認します．軟部組織のCT値で内部は均一です．ガスの混入を認めず．病変が疑われます．タギングされた泡状の水面に病変が存在してます．仰臥位の観察から病変が疑われました．

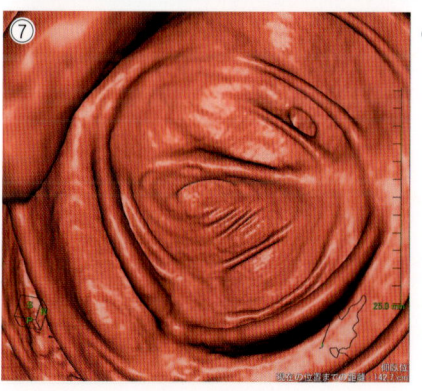

⑦ 盲腸まで観察して，折り返し直腸まで観察します．

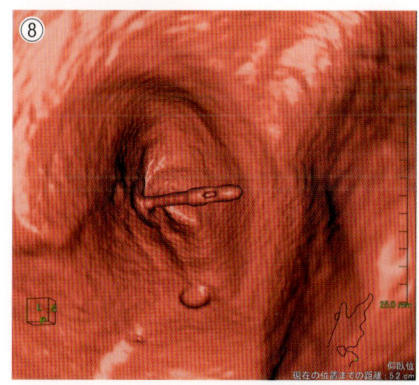

⑧ 仰臥位の3次元読影終了．

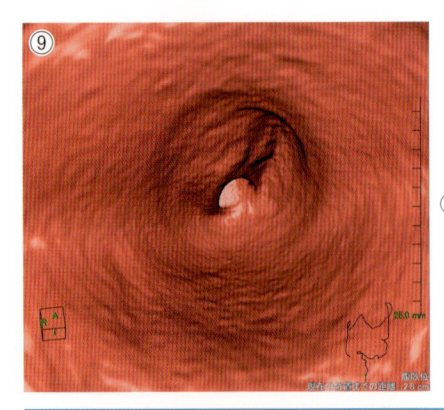

⑨3次元読影を開始します.

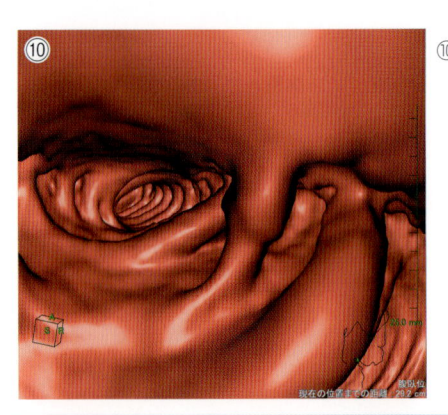

⑩肛門から約32cmのS状結腸に隆起性病変を認めます．仰臥位より病変の指摘は容易です．

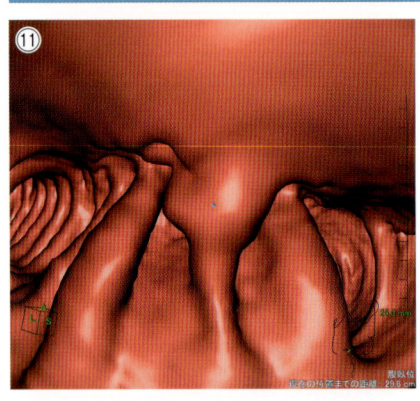

⑪S状結腸に認めた隆起性病変を正面視した画像です．

病変を記録します．

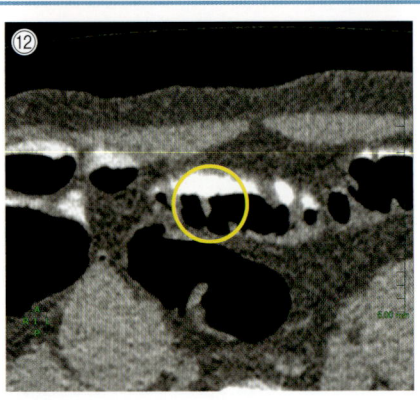

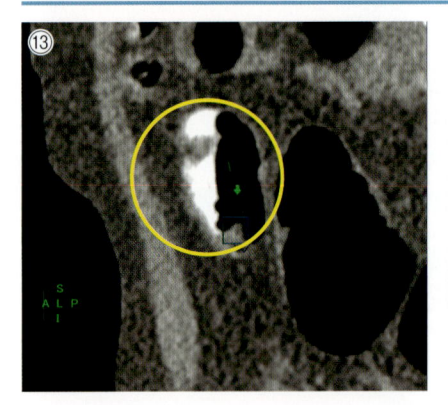

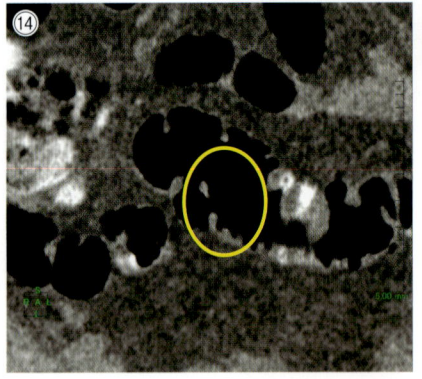

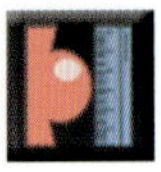

⑫〜⑭内部陰影を確認します．軟部組織のCT値で内部は均一です．ガスの混入を認めず．病変が疑われます．
病変の一部がタギングされた泡状の水面に存在してます．さらに2体位の比較読影により，同じ部位であることがわかり，残渣でなく病変であることが確定します．

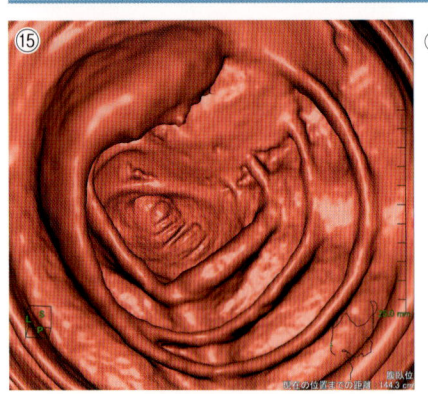

⑮盲腸まで観察して，折り返し直腸まで観察します．

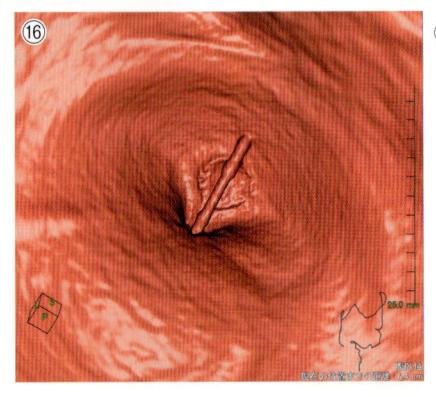

⑯腹臥位の3次元読影を終了します．両体位で2次元読影を行います．3次元画像で拾い上げができなかった病変がないか確認します．

この症例のポイント！

- ✓ タギングされた泡状残液の水面に病変が存在しますが，2次元画像にて病変の指摘が可能です．
- ✓ 両体位において，病変の茎の存在が確認できます．病変頭部が動いているのが2次元画像の比較で確認できます．
- ✓ 仰臥位のスカウト撮影の際，下行結腸の拡張が足りないため，良好な拡張を得るため第二斜位（体の左を前に出す．左腰を上げる）で撮影しています．柔軟に対応することで拡張が改善します．

解答

S状結腸，Ipポリープ，8mm，腺腫．

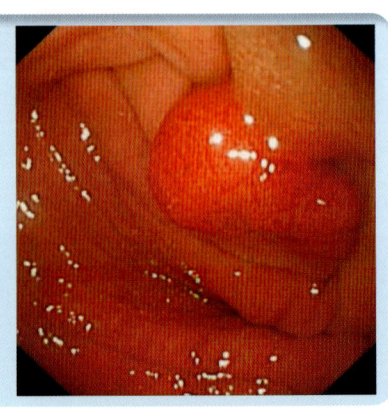

GAIA-020

症例：60歳代，男性．主訴：便潜血陽性．
身長：169cm，体重：65kg，前処置：PEG-C 2000mL．
炭酸ガス自動送気装置：エニマ CO2（堀井薬品工業）．
ガス送気総量：第一体位：2000mL，第二体位：2100mL．

使用装置	16列CT	
体位	仰臥位	腹臥位
管電圧	120 kVp	
管電流 AEC 設定	SD16	SD18
min-max, mA	70-110	45-100
収集スライス厚	1.0*16mm	
ビームピッチ	0.938	
再構成スライス間隔	0.8mm	
画像再構成法	FBP	
DLP	未測定	
総被ばく線量	未測定	

【仰臥位】

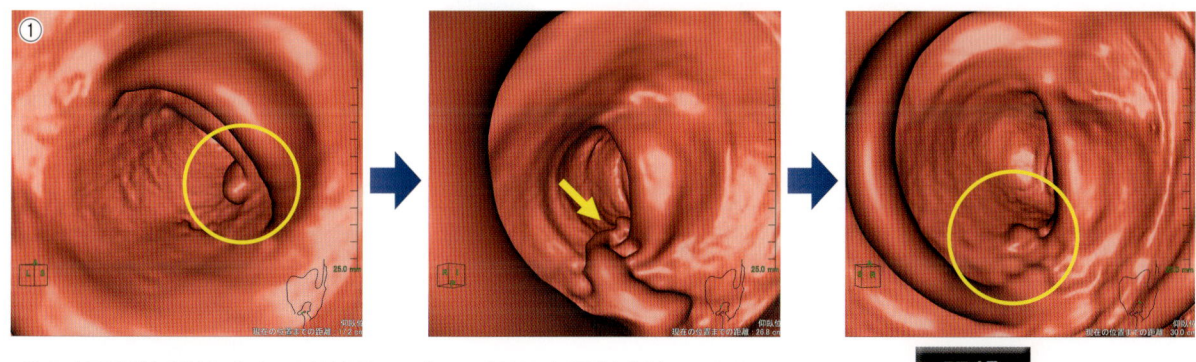

① 3次元読影を開始します．S状結腸に Ip や Is に類似した領域を指摘できます．

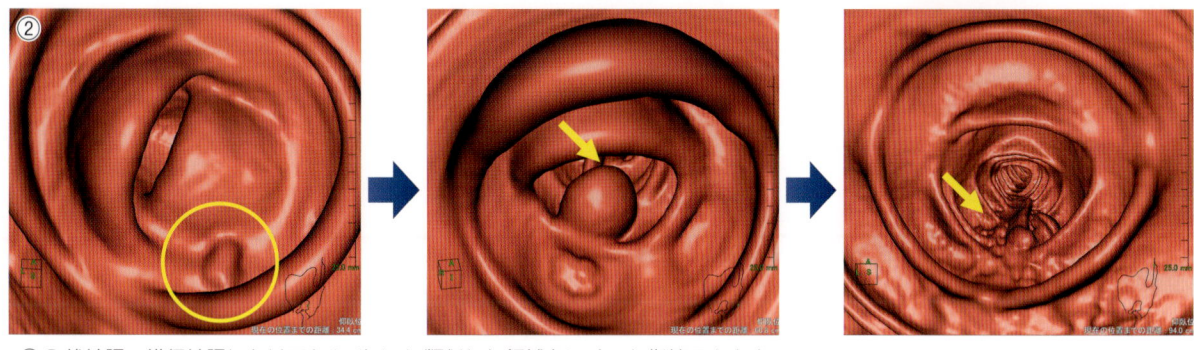

② S状結腸〜横行結腸にかけても Ip や Is に類似した領域をいくつか指摘できます．

【腹臥位】

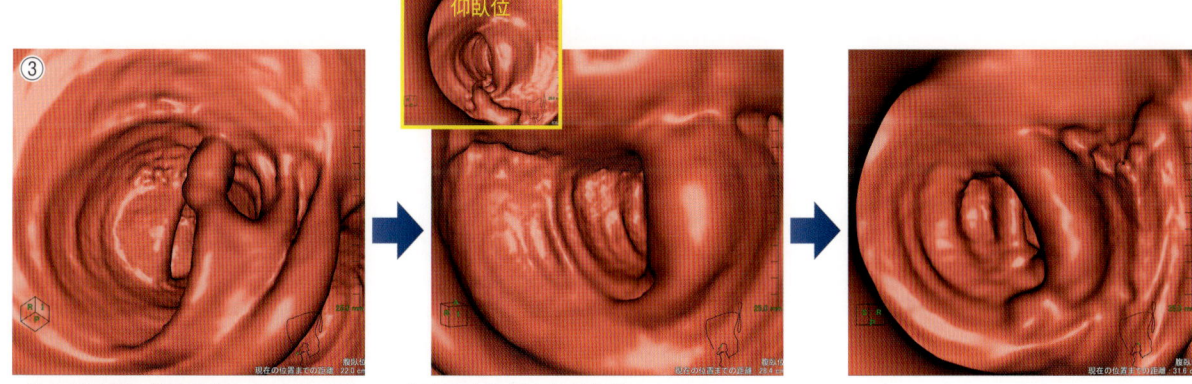

③ S状結腸〜横行結腸にかけて Ip や Is に類似した領域を複数指摘できます．
　Ip 様の領域は仰臥位と比べると明らかに移動しているものを複数認めます．

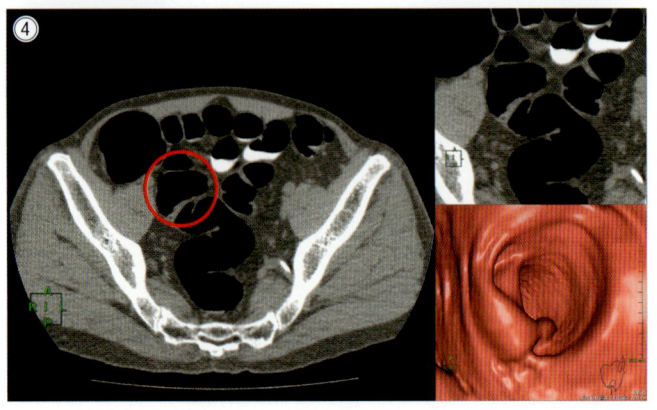

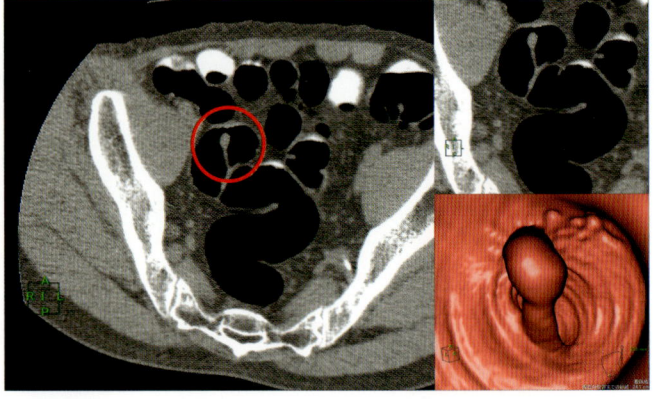

④仰臥位で肛門から約20cmのS状結腸，腹臥位で肛門から約24cmのS状結腸に軟部組織陰影を認めます．両体位の比較を行うと，Ipポリープの特徴である本体は重力方向に移動し，茎（Stalk）の付け根は同じ位置にあることがわかります．本症例では多数の固形残渣がありますが，この領域は病変と診断します．

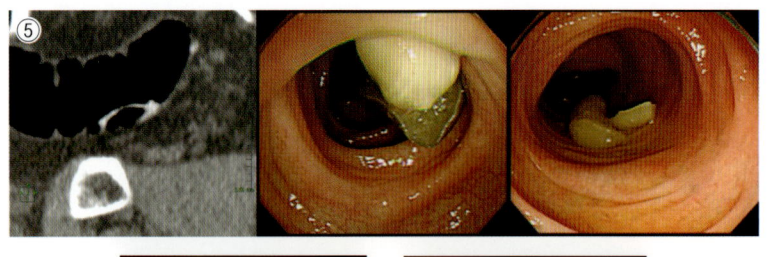

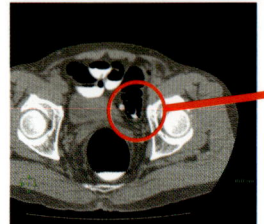

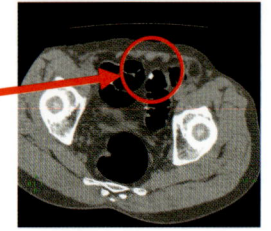

タギングされた固形残渣（キノコ）と明らかな移動 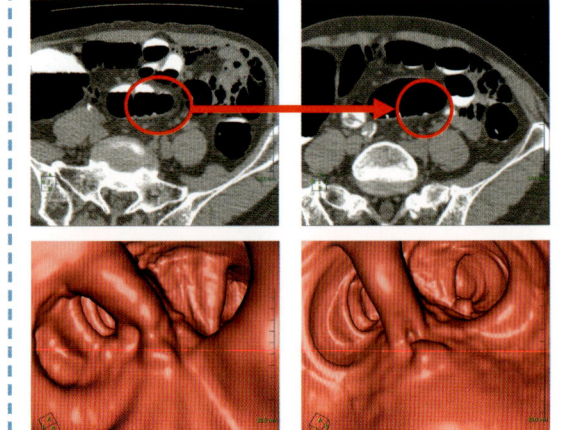　　　　　タギングされた移動しない固形残渣

⑤この症例は固形残渣が多数あります．残渣が多いと読影に時間がかかりますが，2次元画像でタギングを確認することで残渣であることが容易に判断できます．
　Ip様領域として観察された残渣はキノコです．キノコは一見するとIp様領域に見えます．今回の症例では，きちんとタギングされ，重力方向に移動しています．しかし，タギング不良や腸管の拡張不足で移動の確認ができないと偽陽性の要因になります．検査前日の食事指導では固形残渣の原因となるキノコや繊維質の多い食事を控えるように説明します．

➡ この症例のポイント！

- ✓ 固形残渣が多い症例です．検査前日の食事は，消化不良となる食品の摂取を控えるように説明をします．
- ✓ 固形残渣が多く存在しても，タギングを実施していれば，2次元読影で正しい診断が可能です．
- ✓ 移動しない残渣も時には存在します．タギングを行っていない場合は，偽陽性となる可能性が高くなります．

解答

S状結腸，Ipポリープ，14mm，腺腫．

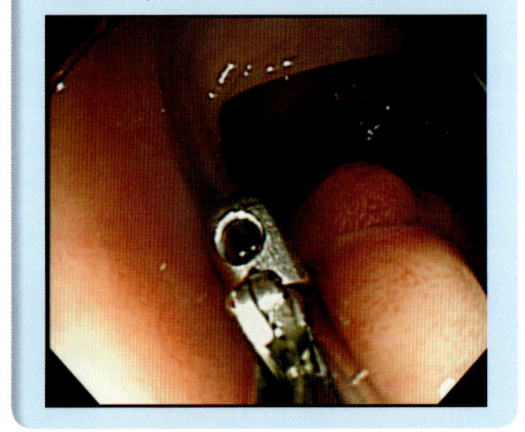

DVD のインポート方法とテキストの使い方

DVD のデータインポート

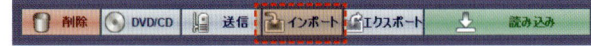

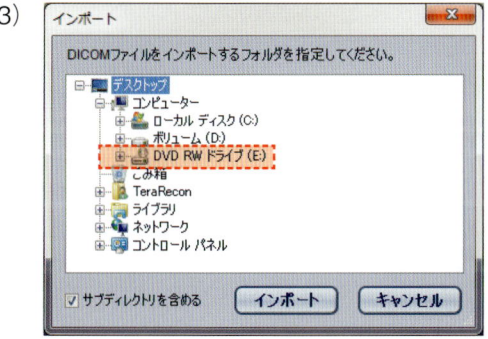

(1) 患者リスト中央のインポートボタンを選択します．

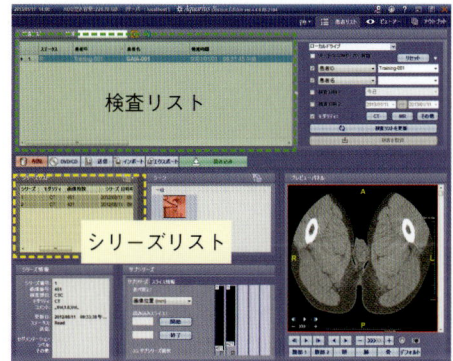

(2) フォルダ選択リストから [デスクトップ] → [コンピューター] → [DVD ドライブ] → [DICOM データが収録されている任意のフォルダ] の順番に選択します．

(3) サブディレクトリを含めるにチェックを入れインポートボタンを選択します．

(4) 検査リストのステータスが 100% になったら検査リストの更新を行いデータの登録を確認します．

※ サーバータイプの製品ではログインアカウントの権限によりインポート機能が使用できない場合があります．

シリーズリスト

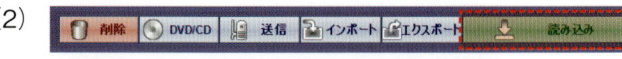

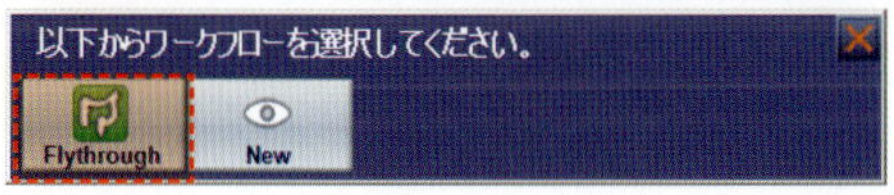

(1) 解析を行う画像をシリーズリストから選択します．複数を選択する場合は Ctrl キーを押しながら選択します．

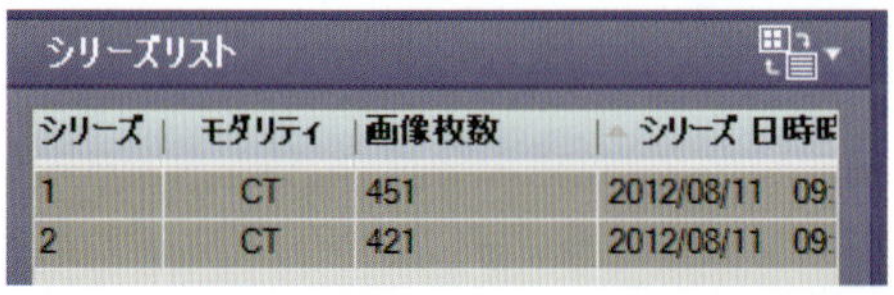

(2) 患者リスト中央の読み込みボタンを選択します．

(3) ワークフローリストから Fly-Through ボタンを選択します．

各種アイコン

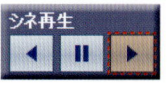

シネ再生　フライスルーにて内腔観察を行います．

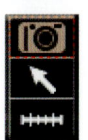

キー画像を所見リストに登録します．

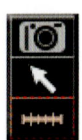

サイズの計測をします．

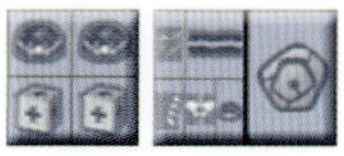

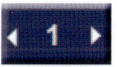

1　仰臥位を表示します．
仰臥位

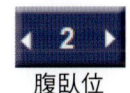

2　腹臥位を表示します．
腹臥位

2体位を比較して観察します．

57

Fly-Through 操作方法解説

Fly-Through 画面レイアウト

Fly-Through の基本レイアウトについて説明します．

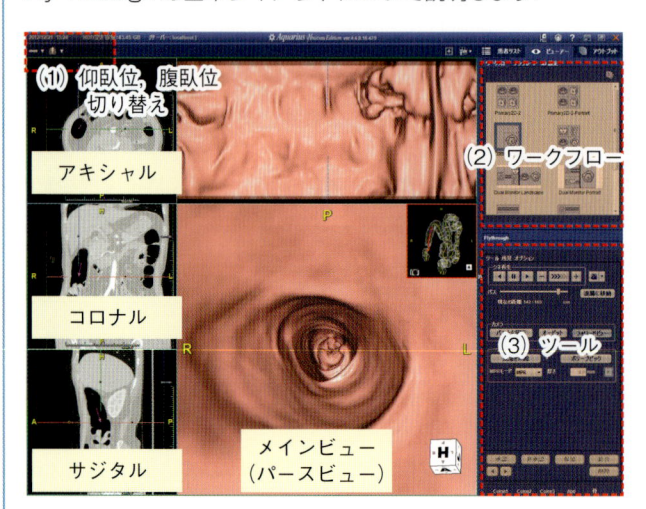

（1）仰臥位，腹臥位の切り替え

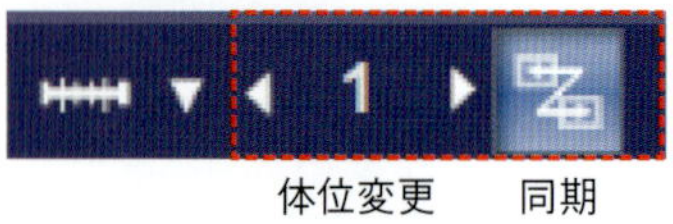

体位変更　同期

●仰臥位，腹臥位の切り替え
シリーズ変更ボタンから切り替えます．
1. 仰臥位
「＜」，「＞」ボタンで数値を1にすると仰臥位を表示します．
2. 腹臥位
「＜」，「＞」ボタンで数値を2にすると腹臥位を表示します．
3. 同期
同期ボタンをオンにすると仰臥位と腹臥位でフライトパスの走行距離を元に同期移動を行います．

（2）ワークフロー

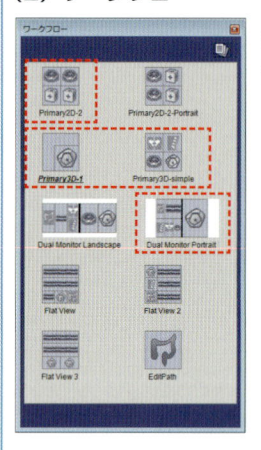

●ワークフローテンプレート
テンプレートを選択すると登録されたレイアウトが反映されます．
・Primary3D-1，simple
　3DとMPR基本3断面で構成された基本となるレイアウトです．
・Primary2D-2
　3Dとアキシャル画像で構成された比較読影専用のレイアウトです．
・Dual Monitor Portrait
　ワイドモニタ，2画面の比較読影専用レイアウトです．

（3）ツールパネル

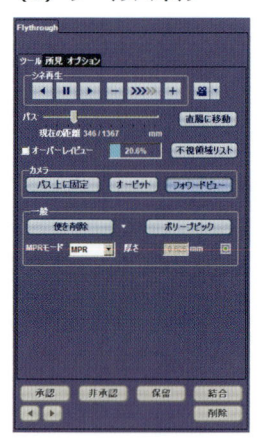

●ツール
フライトパス走行ツール，移動位置の情報，カメラの移動方法など読影に必要なツールが表示されます．
●所見
画像登録，矢印添付，計測を行うと所見の位置情報が登録されリスト管理ができます．
●オプション
視野角，重力効果等の設定を変更できます．

フライトパス（経路）の走行方法

（1）ツールボタンを利用した操作

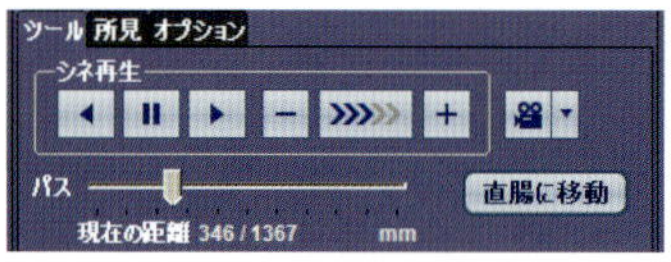

ツールパネルにあるシネ再生の「＞」ボタンで順方向，「＜」で逆方向に移動します．「‖」で一時停止します．
「－」，「＋」ボタンで「＞」の数を調整することで速度調整が可能です．
「直腸に移動」ボタンを選択すると開始位置に戻ります．

（2）マウスを利用した操作

1. メインビューにマウスカーソルを合わせると左端にマウス走行ボタンが表示されます．「＞」は順方向，「＜」は逆方向に移動します． 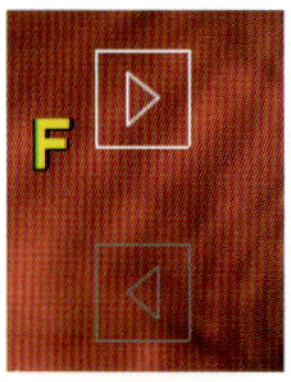
2. マウスカーソルを画像の中心より上に移動すると進行方向，下に移動すると引き戻し方向に移動します． 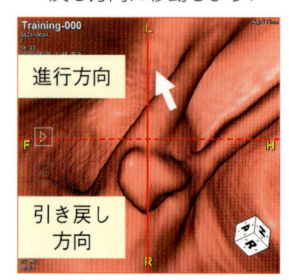
3. マウスカーソルを画像の中心に上部または下部へ移動すると早く移動し，中心に近づけると遅く移動します．

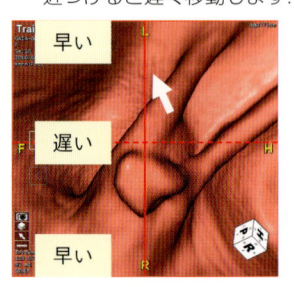

（3）画像中心位置の移動

キーボードのAlt＋左クリックまたはマウスのホイールボタンをクリックすると中心位置が移動します．

テラリコン・インコーポレイテッド

画像の登録と計測

参照画像登録，矢印マーキング，距離計測を行う方法はメインビューまたは MPR 基本 3 断面の任意画面にマウスカーソルを移動すると画面左下にメニューボタンが表示されます．

(1) 画像の登録
(2) 矢印
(3) 距離計測

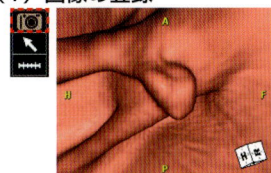

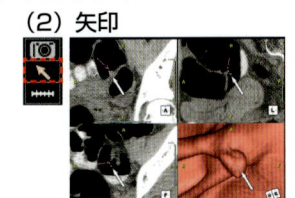

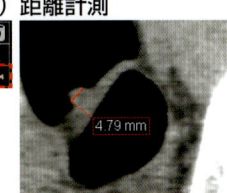

(4) 所見の追加
同じ位置で画像，矢印，計測を行った場合は同じ所見リストに追加するか選択メニューが表示されます．

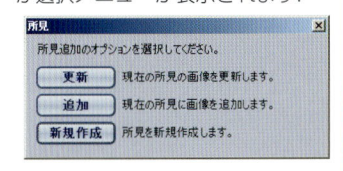

所見リスト

(1) 所見情報の表示
所見リストの画像を左クリックすると登録したときの位置と表示角度が画面に反映されます．
比較読影時は同じ距離で同期をかけます．同期をかけたくない場合は Shift + 左クリックで所見を選択します．

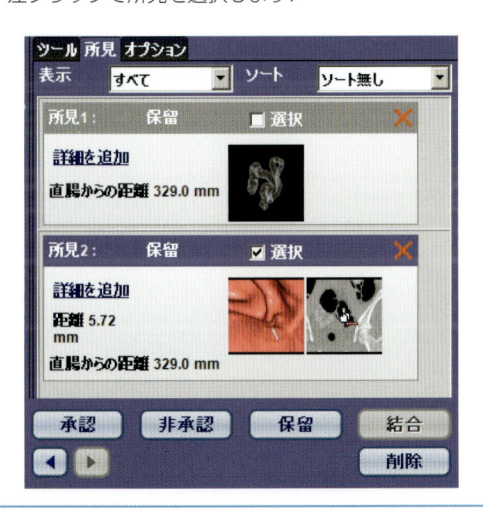

(2) 所見詳細の追加
クリックすると病変の位置，形状を選択するメニューが表示されます．

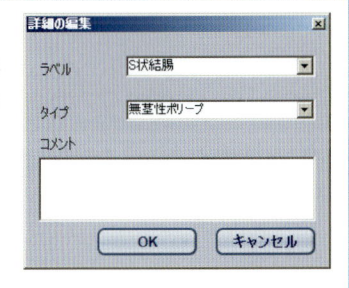

(3) 所見の結合と削除
所見情報がバラバラに登録されていた場合，チェックボックスに入れた後に「結合」ボタンを選択するとひとつの所見に統合されます．
不要な所見は「削除」ボタンで削除することができます．

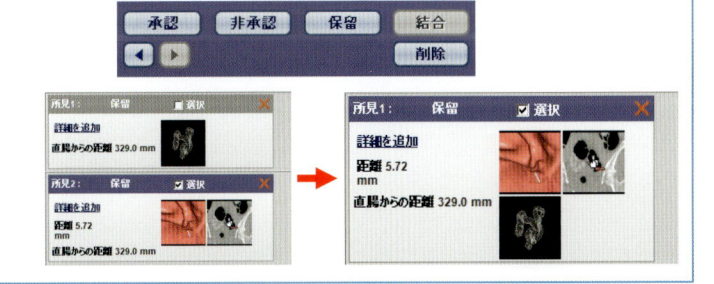

比較表示

(1) 比較用レイアウト
ワークフローテンプレートからアイコンを選択するとレイアウトを変更できます．

・Primary2D-2
 3D とアキシャル画像で構成された比較読影専用のレイアウトです．
 アキシャル画像の右クリックメニューからサジタル，コロナル画像に変更が可能です．

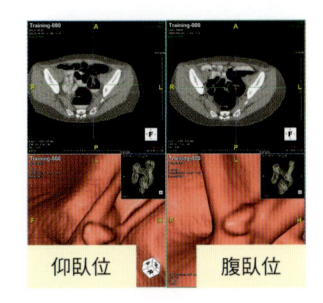

・DualMonitor Portrait
 ワイドモニタ，2 画面の比較読影専用レイアウトです．

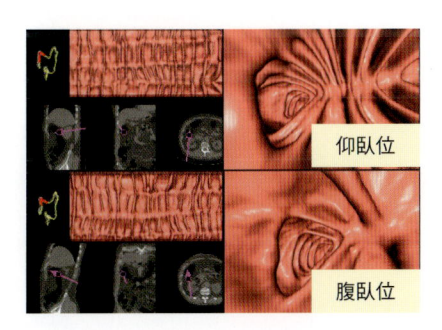

(2) 比較方法 1
グローバルビューまたはアキシャル画像の任意点でキーボードの Shift + 左クリックするとメインビューの該当場所に移動します．

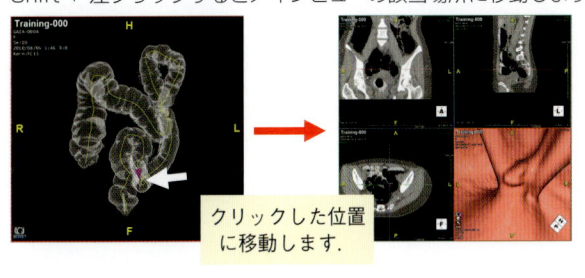

クリックした位置に移動します．

(3) 比較方法 2
所見タブを開き登録した画像上でキーボードの Shift + 左クリックをすると登録した場所にメインビューが移動します．

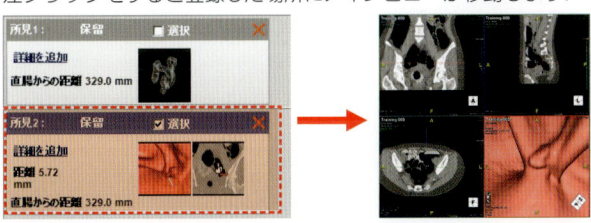

※ Shift キーを押さない場合，仰臥位と腹臥位が同期移動します．

59

テラリコン・インコーポレイテッド

GAIA-001

症例：40歳代，男性．主訴：便潜血陽性．
身長：178cm，体重：未測定，前処置：PEG-CM 800mL．
炭酸ガス自動送気装置：エニマCO2（堀井薬品工業）．
ガス送気総量：第一体位：1300mL，第二体位：2000mL．

使用装置	64列CT	
体位	仰臥位	腹臥位
管電圧	120 kVp	
管電流 AEC 設定	SD20	
min-max, mA	25-95	26-80
収集スライス厚	1.0*32mm	
ビームピッチ	0.843	
再構成スライス間隔	1.0mm	
画像再構成法	Filtered Back Projection (FBP)	
DLP	340 mGy・cm	
総被ばく線量	5.1 mSv	

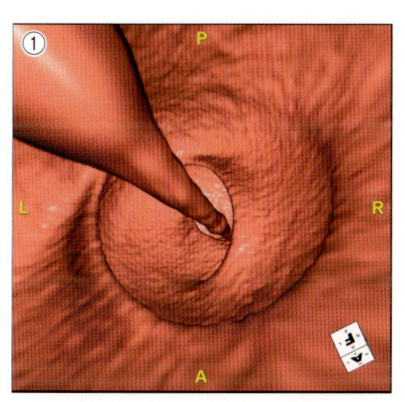

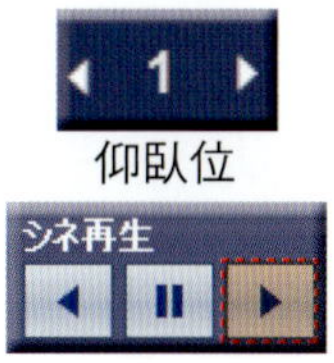

① 3次元読影を開始します．

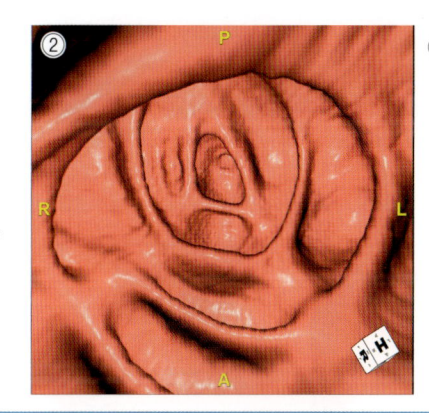

② 盲腸まで観察して，折り返し直腸まで観察します．

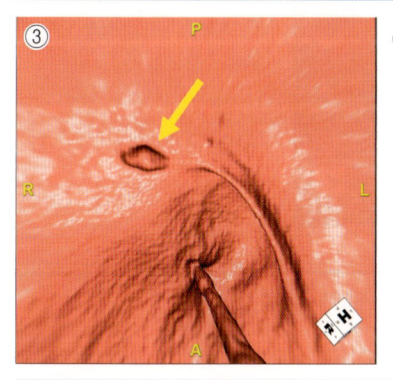

③ 仰臥位の3次元読影の終了間際に，下部直腸の病変を指摘できます．
病変を記録します．

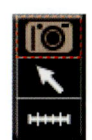

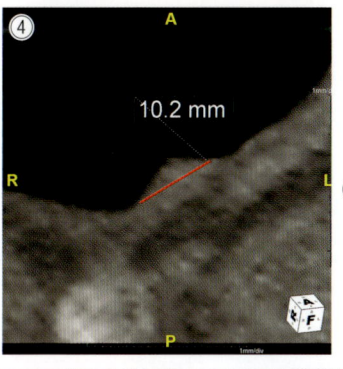

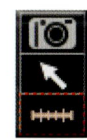

④ 内部陰影を確認します．軟部組織のCT値で内部は均一です．ガスの混入を認めず，病変が疑われます．
続いて，サイズを記録します．

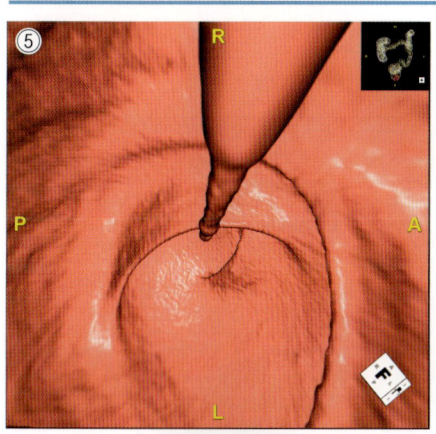

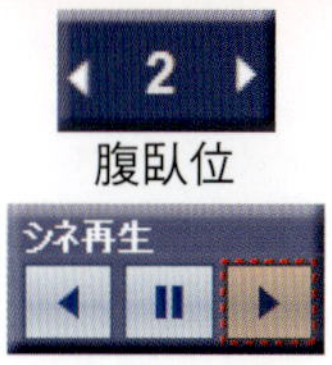

⑤ 二体位目の3次元読影を開始します．直腸から開始し，盲腸まで到達したら折り返し，直腸まで観察します．

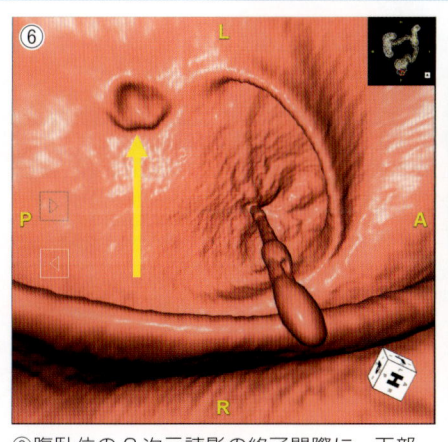

⑥ 腹臥位の3次元読影の終了間際に，下部直腸の病変を指摘できます．
病変を記録します．

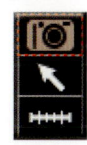

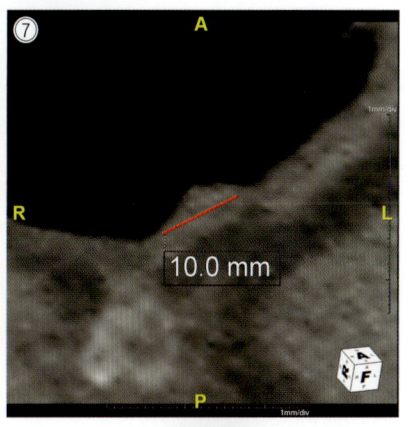

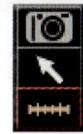

⑦ 内部陰影を確認します．軟部組織のCT値で内部は均一です．ガスの混入を認めず，腹臥位でも，病変が疑われます．サイズも記録します．

61

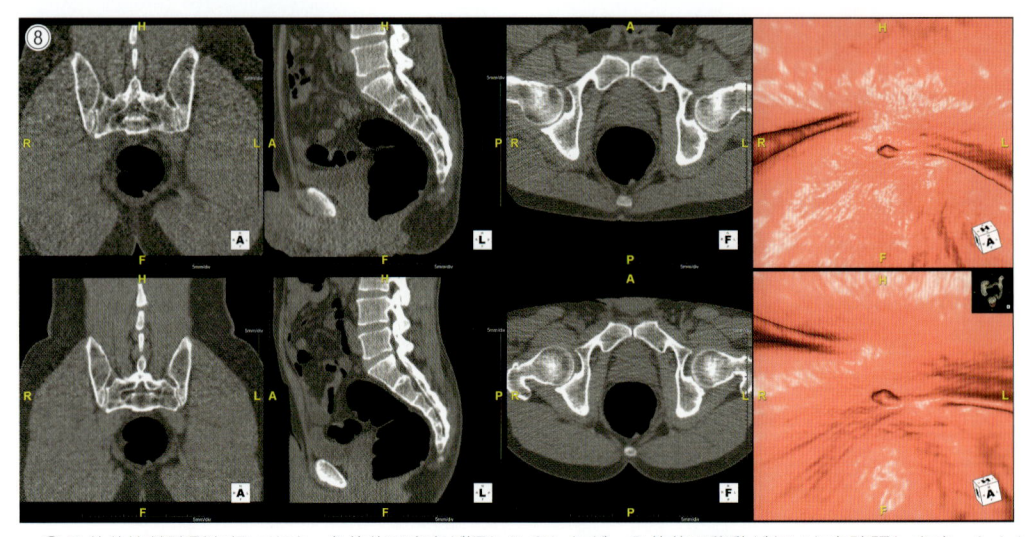

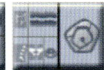

⑧ 2体位比較読影を行います．各体位で病変が疑われましたが，2体位で移動がないかを確認します．Axial，Coronal，Sagittal 画像のいずれでも同じ部位にあり，移動を認めません．内部陰影のCT値が軟部組織であること，水溶性造影剤によりタギングされていないこと，内部陰影が均一であることで病変だと診断できます．

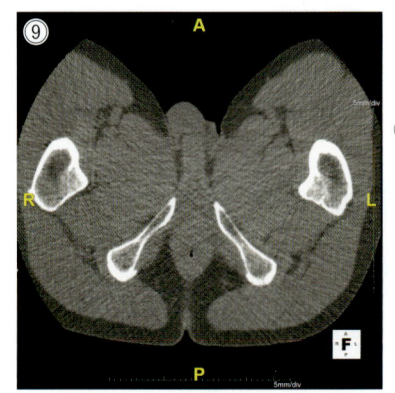

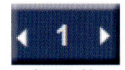

◀ 1 ▶ 仰臥位

⑨ Axial 画像を中央に持ってきます．2次元読影を開始します．3次元画像で拾い上げができなかった病変がないか確認します．

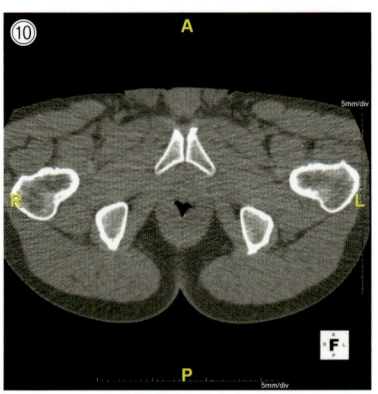

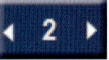

◀ 2 ▶ 腹臥位

⑩ 腹臥位でも2次元読影を直腸から近位側に向かって行います．直腸病変以外は指摘できません．

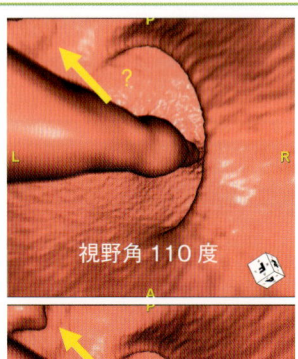

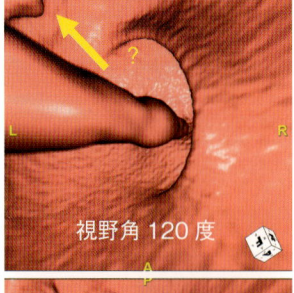

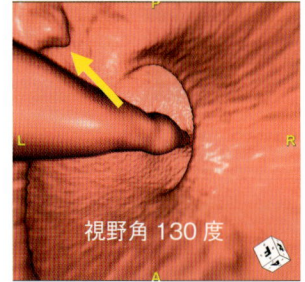

視野角の違い

視野角の違いにより，見える範囲に違いが出ます．視野角を大きくすれば，観察できる範囲が広がりますが，形態のゆがみも大きくなります．魚眼モードでも周辺にゆがみが強く出ます．3次元画像は病変の拾い上げに有利ですが，死角があることに留意してください．見落としをしないためには，3次元画像の往復観察および2次元画像による読影を併用することが大切です．

視野角 110 度
視野角 120 度
視野角 130 度

➡ この症例のポイント！

- ✓ 3次元読影の際に，直腸→盲腸のみの観察では見落とす可能性があります．必ず折り返して観察しましょう．
- ✓ 3次元画像には死角があります．

解答

下部直腸，Is ポリープ，10mm，腺腫．
内視鏡でも順方向だけの観察では見落とす可能性のある下部直腸の病変です．

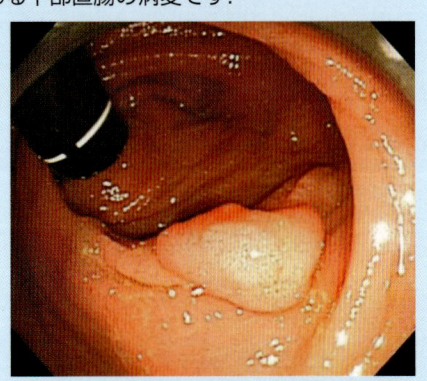

GAIA-002

症例：50歳代，男性．主訴：便潜血陽性．
身長：163cm，体重：62kg，前処置：PEG-CM 800mL．
炭酸ガス自動送気装置：エニマ CO2（堀井薬品工業）．
ガス送気総量 第一体位：2340mL，第二体位：2430mL．

使用装置	64列CT	
体位	仰臥位	腹臥位
管電圧	120kVp	
管電流 AEC 設定	SD20	
min-max, mA	116-136	105-165
収集スライス厚	0.5*64 mm	1.0*32mm
ビームピッチ	0.828	0.843
再構成スライス間隔	0.5mm	0.8mm
画像再構成法	FBP	
DLP	804.2 mGy・cm	
総被ばく線量	12.0mSV	

1 仰臥位

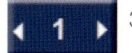

3次元読影を開始します．

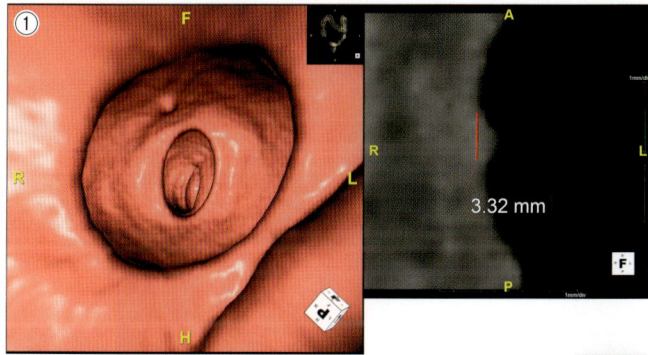

①肛門から約20cmのS状結腸に隆起性病変を認めます．2次元画像で内部CT値やタギングの有無など確認し病変かどうかを判断します．記録します．

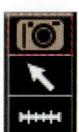

②ひだが多い部分は死角が多いので注意が必要です．場合によっては視野角を少し広げることも有効です．

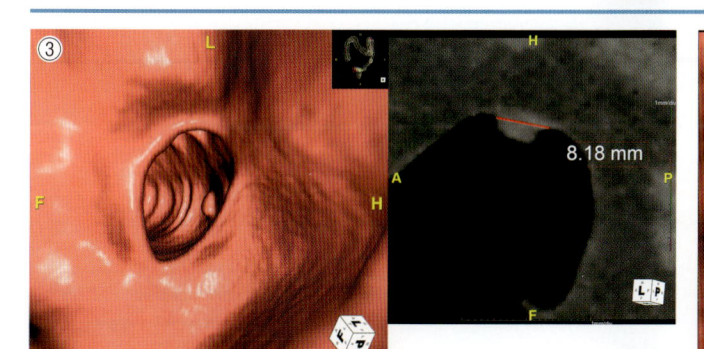

③肛門から約66cmの脾弯曲部に隆起性病変を認めます．記録します．2次元画像と合わせて病変かどうか判断します．

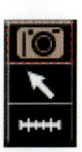

④回盲部到達，折り返して読影を進めます．ひだの裏側などを注意して観察します．

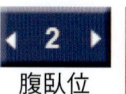

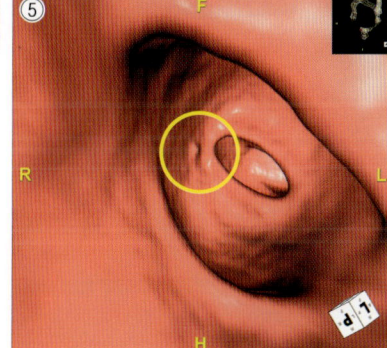

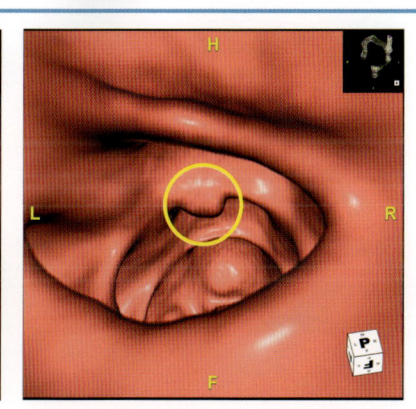

2 腹臥位

⑤腹臥位も同様に3次元読影を行います．S状結腸と脾弯曲部の病変の拾い上げを行います．

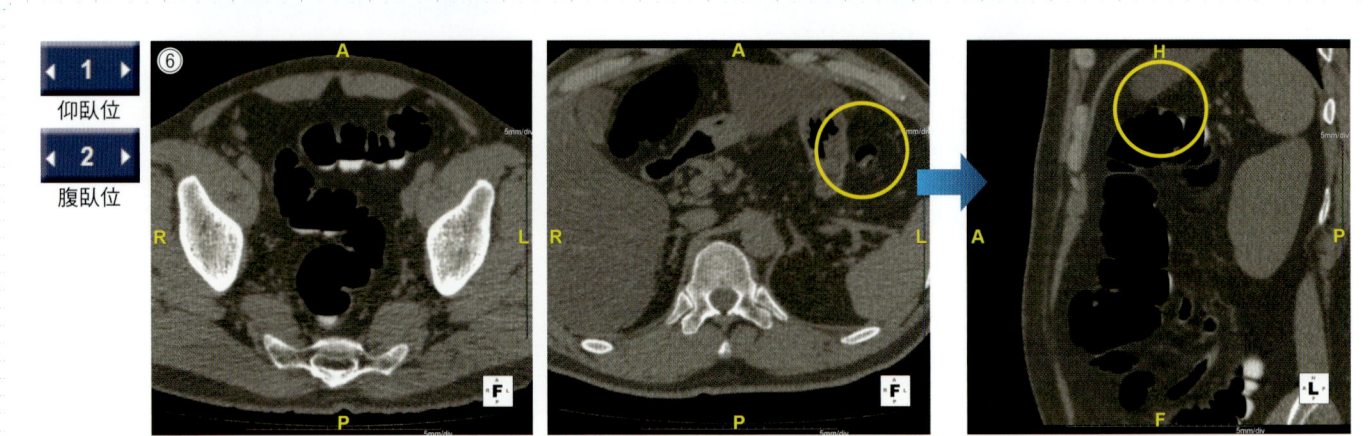

⑥仰臥位，腹臥位それぞれAxial画像を中央に持ってきます．2次元読影を開始します．Axial画像で判断が難しいところはSagittal，Coronal画像に切り替えることで明瞭になることがあります．

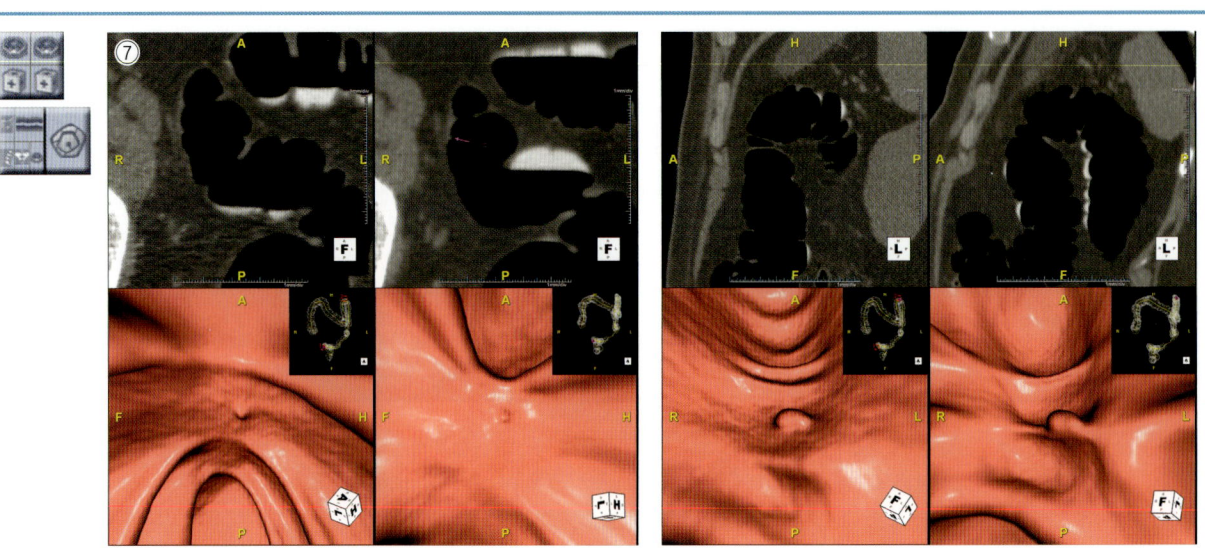

⑦仰臥位，腹臥位それぞれの指摘部位を比較します．内部にガス像などがなくCT値は軟部組織程度で，部位の移動がなく，タギングされていない場合は病変と判定します．なお，CTでは過形成性ポリープと腺腫の鑑別はできません．

この症例のポイント！

- CTでは過形成性ポリープと腺腫の鑑別はできないため，病変として一括して報告します．
  同様に腺腫と早期がんの鑑別も困難なため，病変として一括して報告します．

解答

S状結腸，IIaポリープ，4mm，過形成性ポリープ．

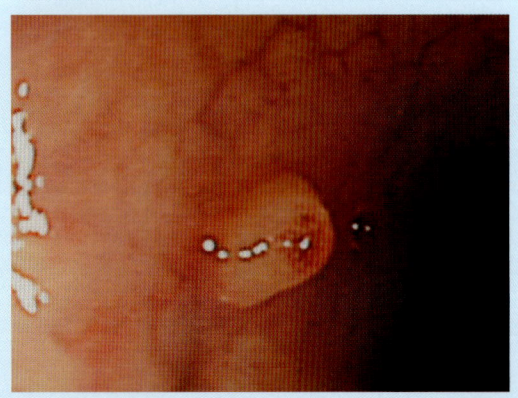

横行結腸脾弯曲部，Isポリープ，8mm，腺腫．

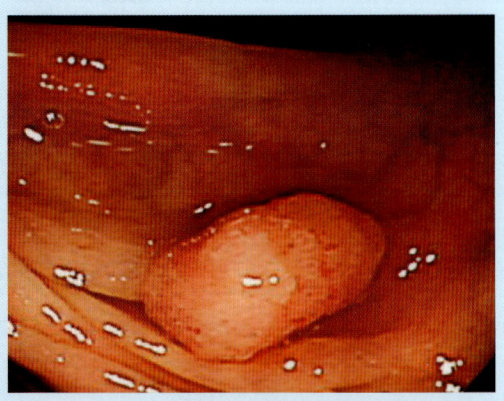

GAIA-003

症例：60歳代，女性．主訴：便潜血陽性，下血．
身長：162cm，体重：74kg，前処置：PEG-C 2000mL．
炭酸ガス自動送気装置：エニマCO2（堀井薬品工業）．
ガス送気総量：第一体位：2490mL，第二体位：2650mL．

使用装置	64列CT	
体位	仰臥位	腹臥位
管電圧	120kVp	
管電流 AEC 設定	SD20	
min-max，mA	104-187	111-180
収集スライス厚	0.5*64 mm	1.0*32mm
ビームピッチ	0.828	0.843
再構成スライス間隔	0.5mm	0.8mm
画像再構成法	FBP	
DLP	1097.2mGy・cm	
総被ばく線量	16.5mSV	

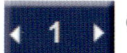

1 仰臥位

① 3次元読影を開始します．（直腸→盲腸）

③ 肛門から約35cmのS状結腸に隆起を認めます．

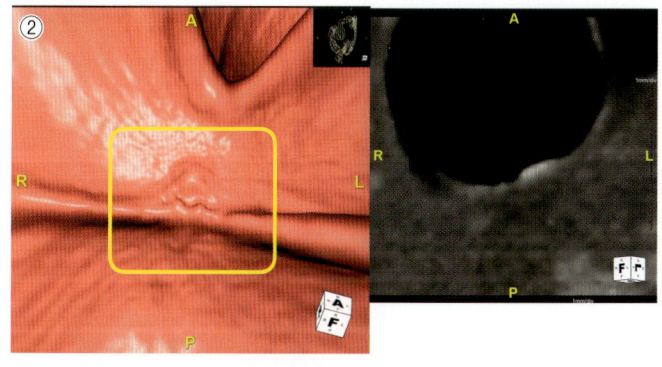

② 肛門から約21cmのS状結腸に小隆起を認めます．2次元画像で確認すると白くタギングされているので残渣とわかります．

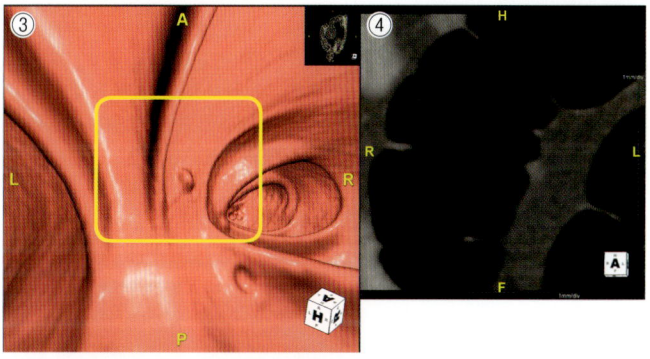

④ 2次元画像で内部CT値を確認するとこちらはタギングされていません．CT値は軟部組織と同程度で，ガスの混入を認めません．病変が疑われます．

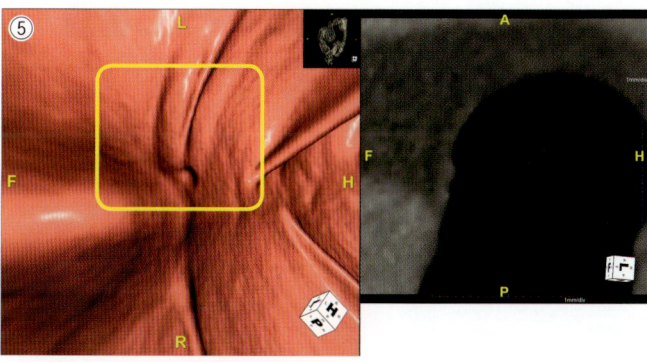

⑤ 肛門から約96cmの横行結腸に小隆起を認めます．タギングされていないことから病変が疑われます．

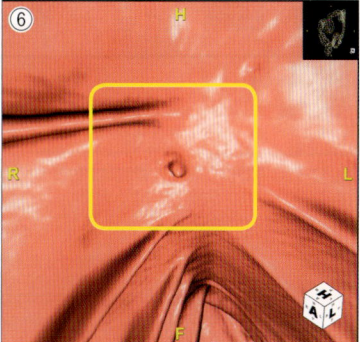

⑥ 隆起を認めたら，2次元画像で内部CT値を確認するという作業を繰り返して読影します．

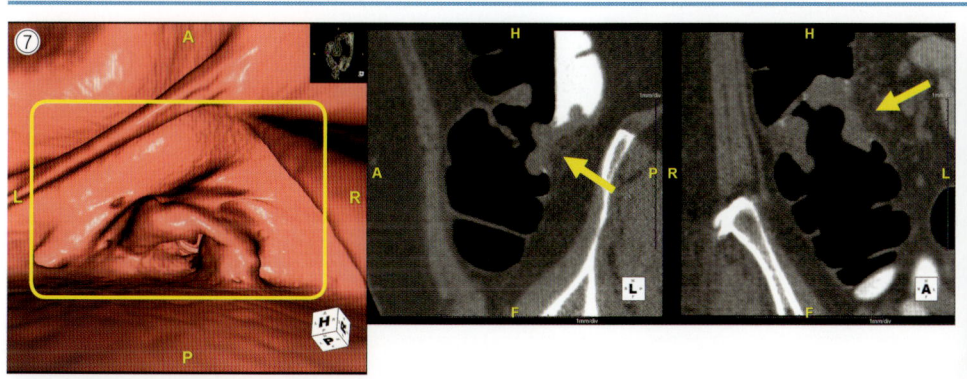

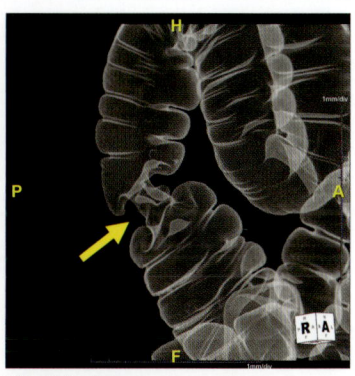

⑦ 上行結腸に不整な壁肥厚を認めます．2次元画像を確認すると全周性の壁肥厚を認め進行癌であることがわかります．注腸類似像でも apple core 像を呈しています．

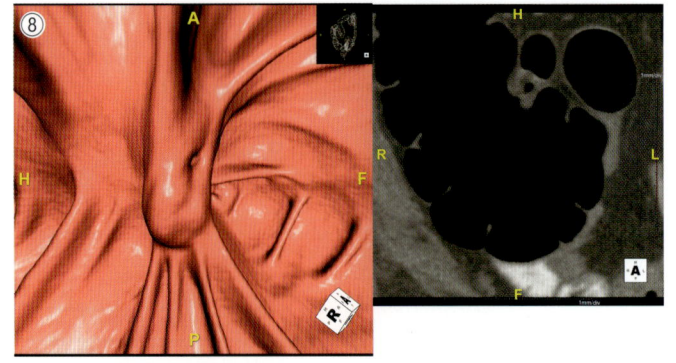

⑧上行結腸に隆起を認めます．2次元画像で確認すると，終末回腸との連続性があることからバウヒン弁と判断できます．

⑨回盲部到達後は，引き続き反対向きに3次元読影を行います．（盲腸→直腸）

◀ 2 ▶
腹臥位

⑩二体位目の3次元読影を開始します．（直腸→盲腸）
腹臥位も同様に読影を行います．

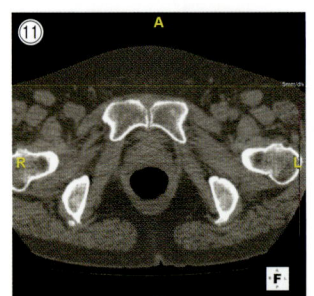

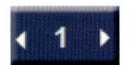

◀ 1 ▶
仰臥位

⑪2次元読影を開始します．3次元読影では死角があるので，拾い上げができなかった病変がないかを2次元読影で確認します．

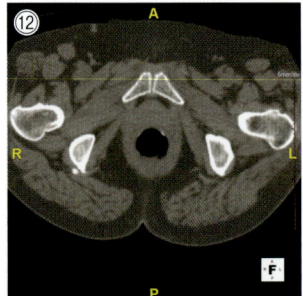

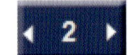

◀ 2 ▶
腹臥位

⑫腹臥位も同様に2次元読影を行います．

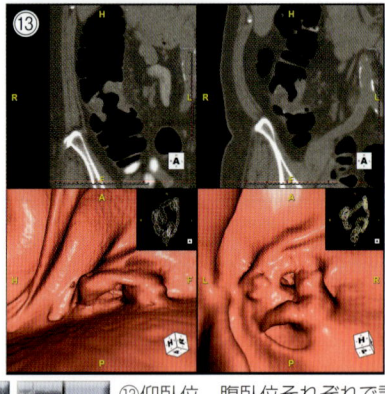

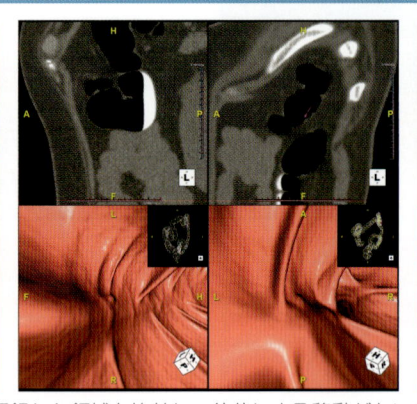

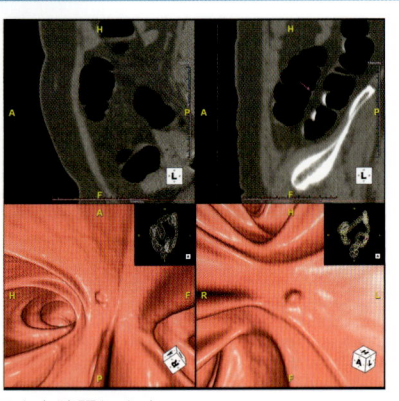

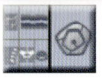

⑬仰臥位，腹臥位それぞれで記録した領域を比較し，体位による移動がないことを確認します．

解答

進行大腸癌（上行結腸），
限局潰瘍型，72×50mm，
組織型：低分化腺癌，
深達度：固有筋層浸潤．

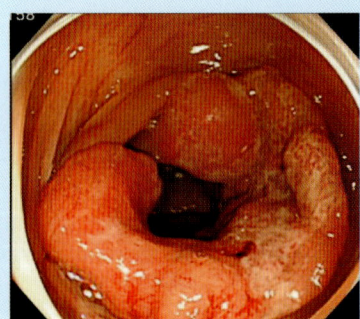

横行結腸，Is ポリープ，3mm，腺腫．

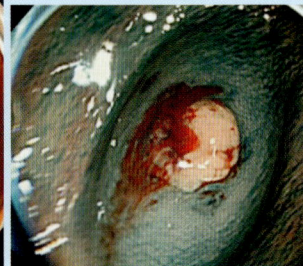

S状結腸，Is ポリープ，5mm，腺腫．

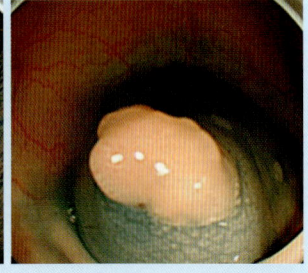

➡ この症例のポイント！

- 病変の評価は3次元画像のみならず2次元画像，また2体位の比較表示を組み合わせて行います．
- バウヒン弁は3次元画像上では腫瘍様に見えることがあるので注意します．2次元画像で小腸との連続性を確認することで判断が可能です．

テラリコン・インコーポレイテッド

GAIA-004

使用装置	64列CT	
体位	仰臥位	腹臥位
管電圧	120kVp	
管電流 AEC設定	SD20	
min-max, mA	33-90	45-105
収集スライス厚	0.5*64 mm	1.0*32mm
ビームピッチ	0.828	0.843
再構成スライス間隔	0.5mm	0.8mm
画像再構成法	FBP	
DLP	412.5mGy・cm	
総被ばく線量	6.2mSV	

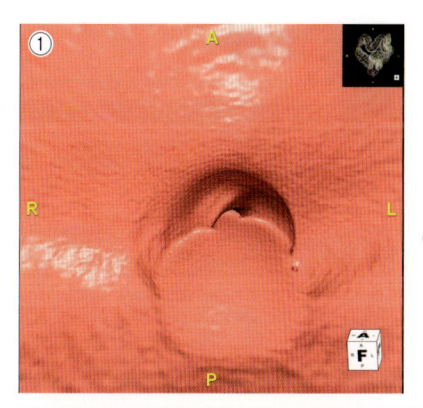

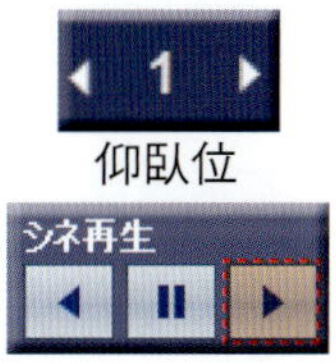

症例：50歳代，女性．主訴：便潜血陽性．
身長：165cm，体重：47kg，前処置：PEG-C 2000mL．
炭酸ガス自動送気装置：エニマCO2（堀井薬品工業）．
ガス送気総量：第一体位：1920mL，第二体位：2040mL．

① 3次元読影を開始します．

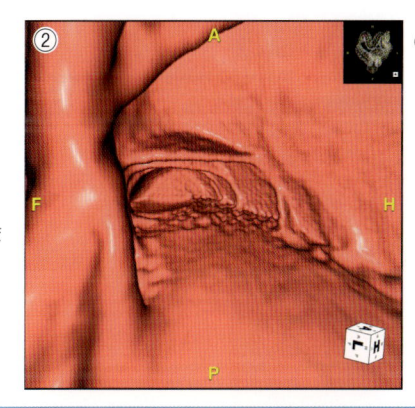

② 肝弯曲付近：腸管洗浄剤の影響で水面の泡立ちがこのように見えることがあります．

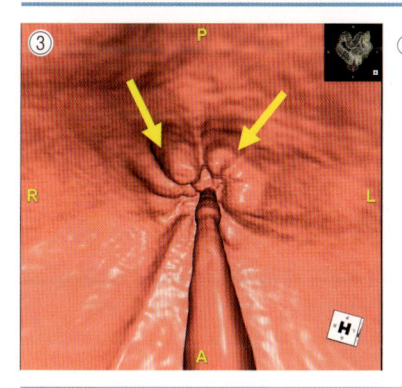

③ 仰臥位の3次元読影終了．特に病変を認めず終了です．矢印の内痔核を認めます．

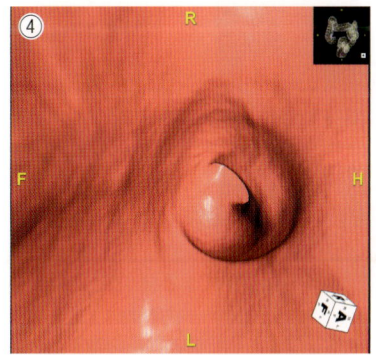

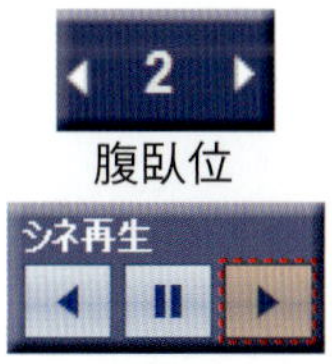

④ 二体位目の3次元読影を開始します．

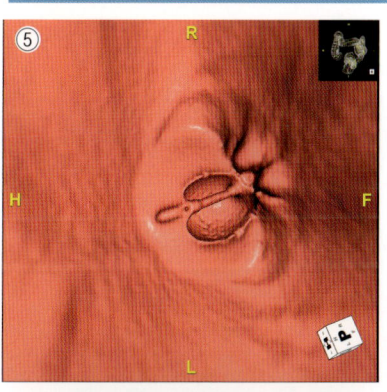

⑤ 腹臥位の3次元読影終了．腫瘍性病変を指摘できません．

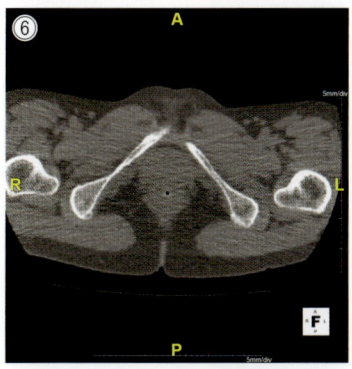

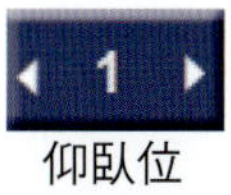

⑥ Axial画像を中央に持ってきます．2次元読影を開始します．

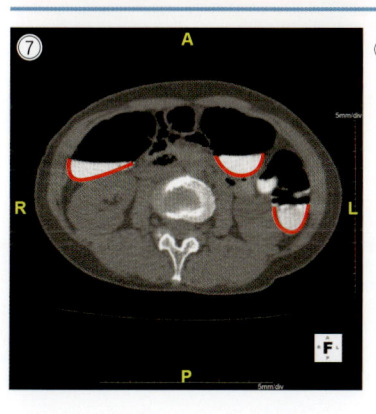

⑦ 3次元画像では読影できない残液内の粘膜面に特に注意して読影します（赤線部分）．

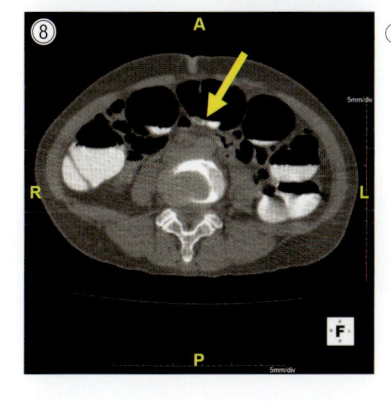

⑧ 横行結腸中央（肛門から約106cm）：白くタギングされた残液内に軟部組織陰影を認めます．

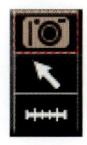

67

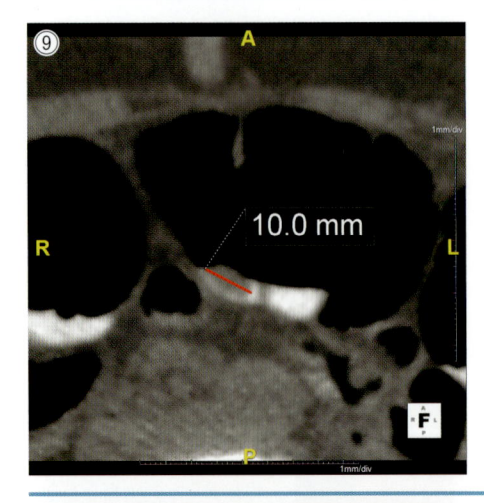

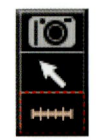

⑨サイズを記録します．

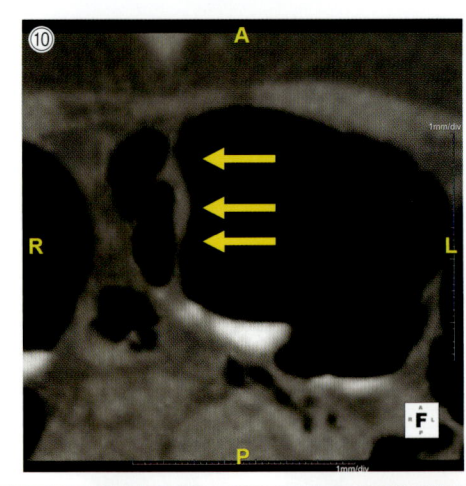

⑩ポリープの茎（Stalk）をきちんと確認してください．
続いて，最後の盲腸まで2次元読影を行います．

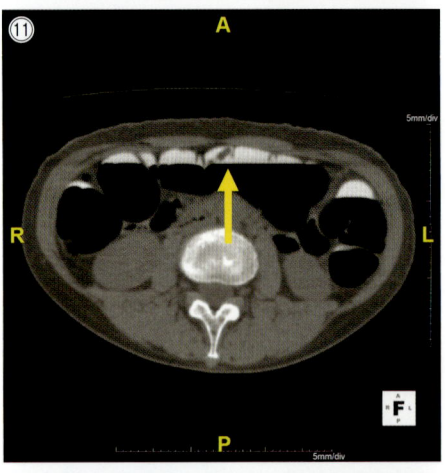

⑪腹臥位でも2次元読影を直腸から近位側に向かって進めます．

⑪横行結腸中央（肛門から約100cm）：白くタギングされた残液内に軟部組織陰影を認めます．

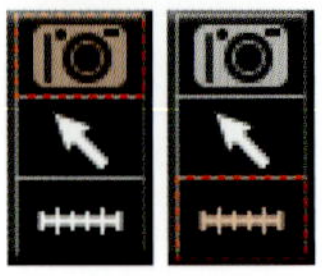

⑫ポリープのStalkをきちんと確認してください．続いて，最後の盲腸まで2次元読影を行います．

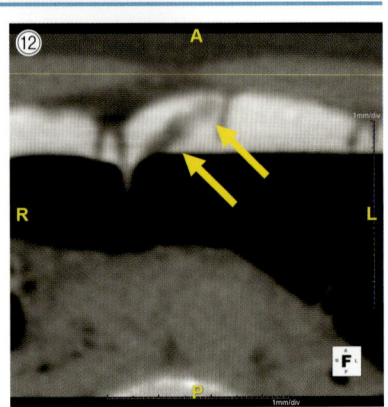

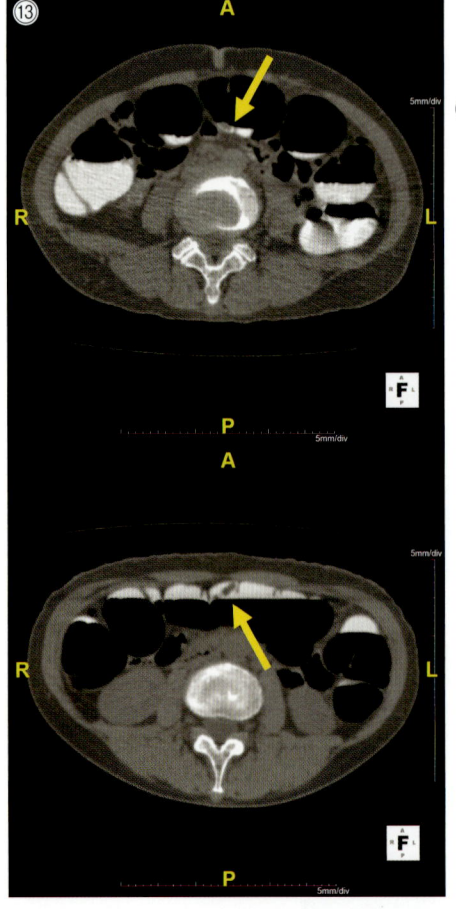

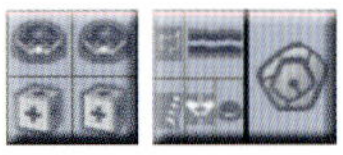

⑬2体位比較読影を行います．上図の仰臥位と下図の腹臥位で横行結腸中央部にあることがわかります．ポリープ本体は重力方向の残渣内に沈んでいますが，Stalkの付け根は同じ位置にあることがわかります．したがって，移動はしますが残渣ではなく病変だと診断できます．

この症例のポイント！

- 病変が2体位ともに残液内に水没していると，3次元画像だけでは拾い上げができません．
- 2次元での読影は死角をなくすために大切です．
- Ipポリープは茎（Stalk）の存在と付け根の位置を確認してください．

解答

横行結腸，Ipポリープ，10mm，腺腫．

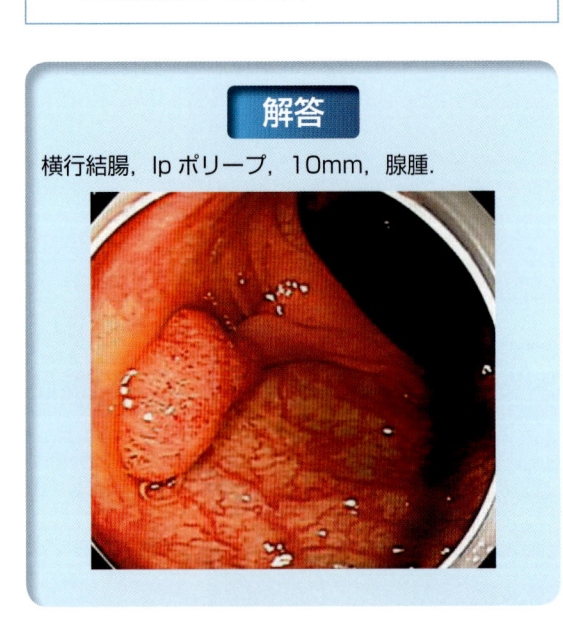

テラリコン・インコーポレイテッド

GAIA-005

症例：60歳代，男性．主訴：任意型検診．
身長：176cm，体重：75kg，前処置：PEG-C 2000mL．
炭酸ガス自動送気装置：エニマ CO2（堀井薬品工業）．
ガス送気総量　第一体位：1900mL，第二体位：2200mL．

使用装置	64列CT	
体位	仰臥位	腹臥位
管電圧	120kVp	
管電流 AEC 設定	SD20	SD28
min-max, mA	15-98	17-35
収集スライス厚	1.0*32mm	
ビームピッチ	0.843	
再構成スライス間隔	1.0mm	
画像再構成法	FBP	逐次近似応用再構成
DLP	290.8 mGy・cm	
総被ばく線量	4.36 mSv	

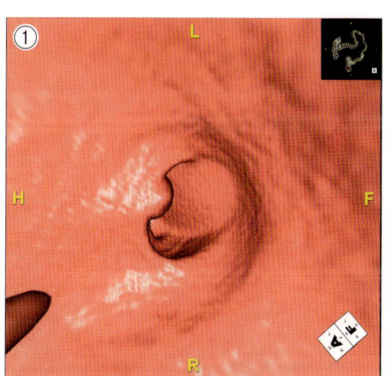

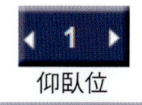

① 3次元読影を開始します．

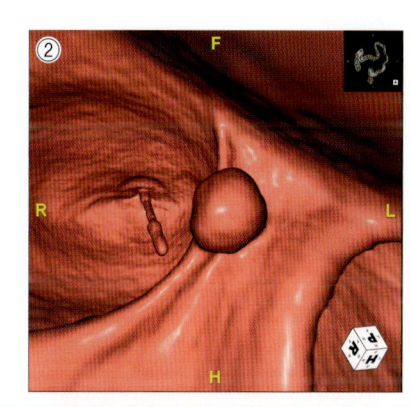

② ①で直腸に隆起性病変を認め正面視した画像です．

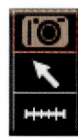

病変を記録します．

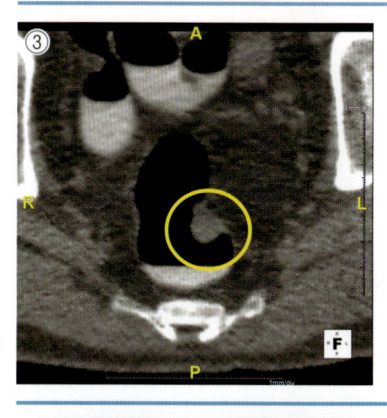

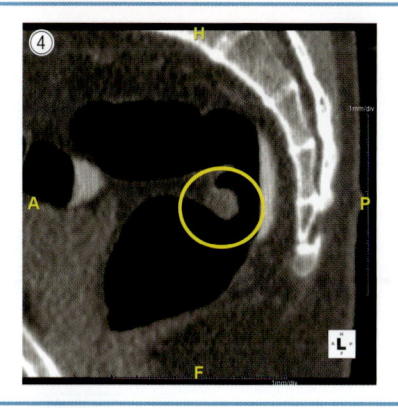

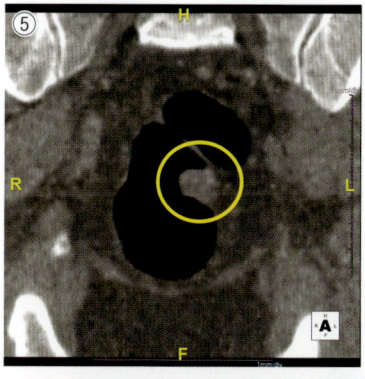

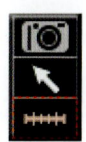

③④⑤でそれぞれ Axial，Coronal，Sagittal 画像の内部陰影を確認します．軟部組織の CT 値で内部は均一です．ガスの混入を認めず，病変が疑われます．
続いて，サイズを記録します．

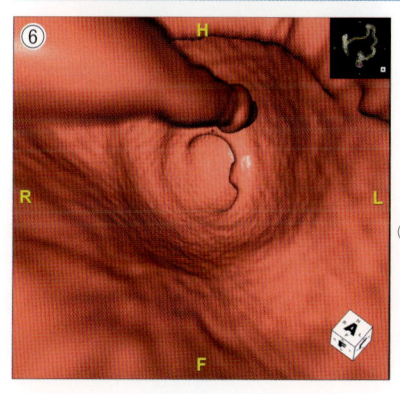

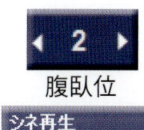

⑥ 3次元読影を開始します．

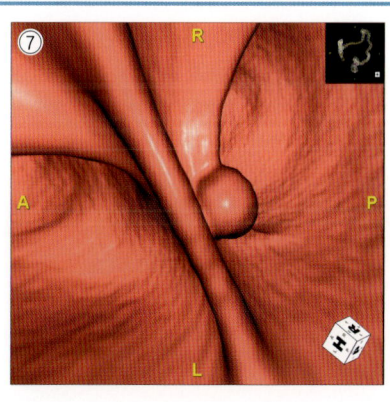

⑦仰臥位で直腸に認めた隆起性病変を腹臥位でも認めます．

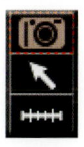

病変を記録します．

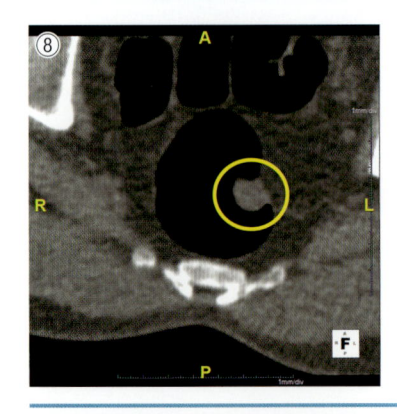

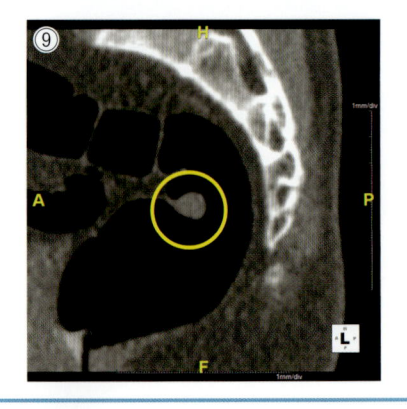

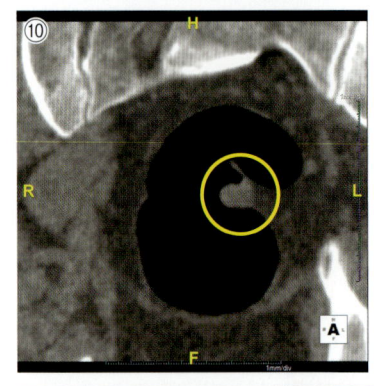

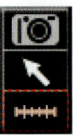

⑧⑨⑩でも仰臥位同様それぞれ Axial, Coronal, Sagittal 画像の内部陰影を確認します．軟部組織のCT値で内部は均一です．ガスの混入を認めず，病変が疑われます．続いて，サイズを記録します．

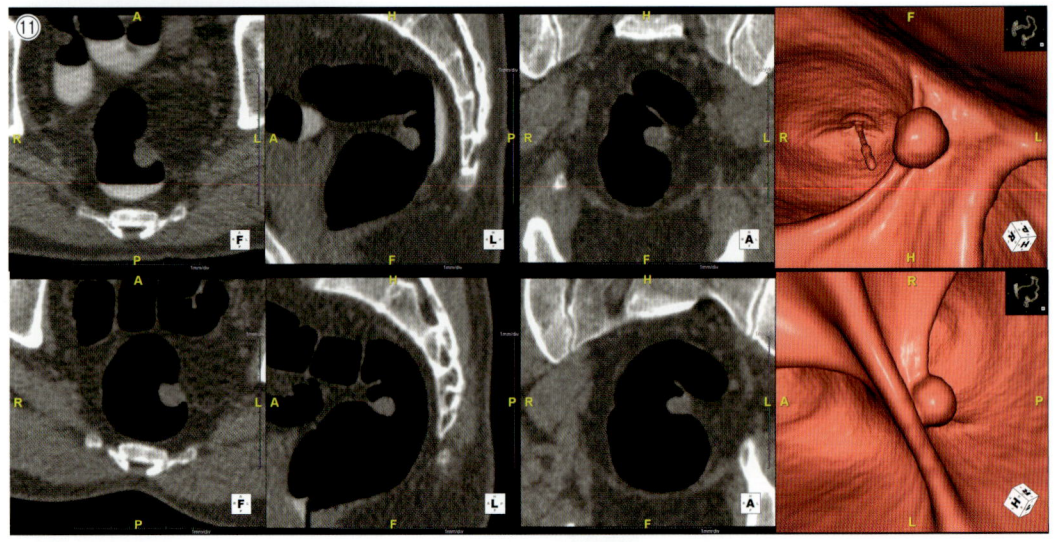

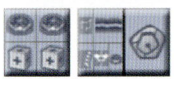

⑪2体位比較読影を行います．指摘した直腸領域が，2体位で移動がないかを確認します．Axial, Coronal, Sagittal 画像のいずれでも同じ部位にあり，移動を認めません．内部陰影のCT値が軟部組織であること，水溶性造影剤によりタギングされていないこと，内部陰影が均一であることから病変だと診断できます．

➡ この症例のポイント！

- ✓ 二体位目の腹臥位は一体位目の仰臥位より線量を下げて撮影していますが，逐次近似応用再構成により明瞭に描出されています．
- ✓ 検診では，管電流を自動露出機構に設定し，逐次近似応用再構成を用いるなど，積極的に被ばく低減に取り組みましょう．

解答

直腸，Is ポリープ，15mm，腺腫．

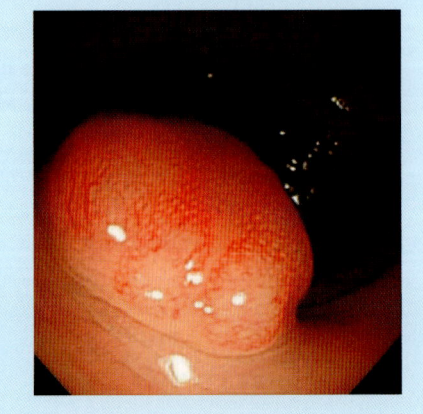

GAIA-006

テラリコン・インコーポレイテッド

症例：50歳代，男性．主訴：便潜血陽性．
身長：159cm，体重：58kg，前処置：PEG-C 2000mL．
炭酸ガス自動送気装置：エニマCO2（堀井薬品工業）．
ガス送気総量：第一体位：1650mL，第二体位：1850mL．

使用装置	16列CT	
体位	仰臥位	腹臥位
管電圧	120 kVp	
管電流 AEC 設定	SD16	SD18
min-max, mA	60-130	50-100
収集スライス厚	1.0mm	
ビームピッチ	0.938	
再構成スライス間隔	0.8mm	
画像再構成法	FBP	
DLP	未測定	
総被ばく線量	未測定	

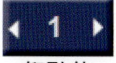

1 仰臥位

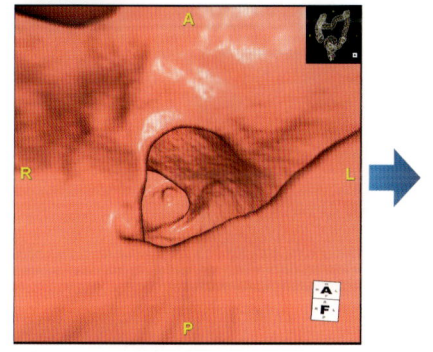

①3次元読影を開始します．

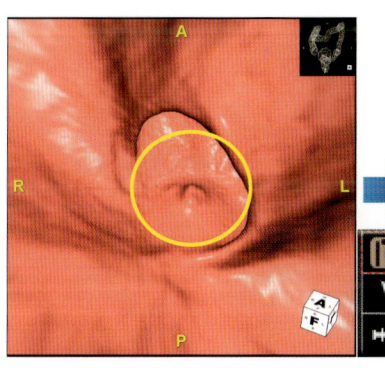

②直腸に残液に埋もれた領域を認めます．

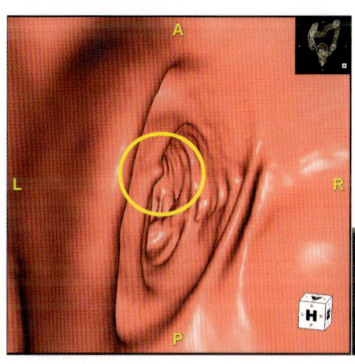

③肛門から約31cmのS状結腸のひだ上に小隆起を認めます．

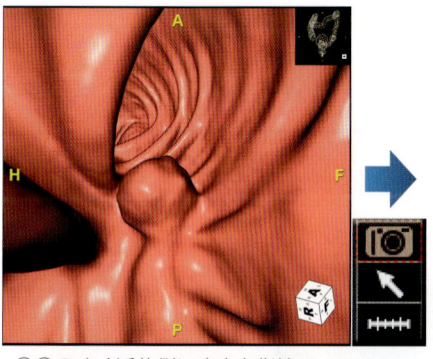

④③のすぐ近位側に病変を指摘できます．

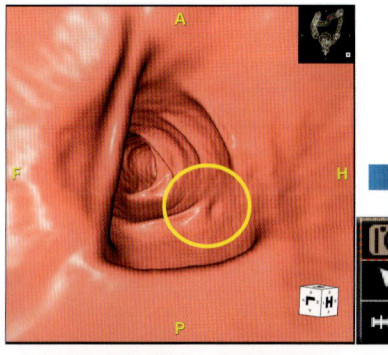

⑤肛門から約79cmの横行結腸に小隆起を認めます．

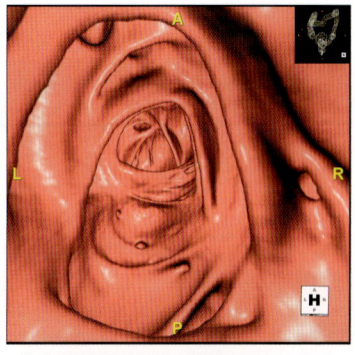

⑥上行結腸は憩室が多発しています．折り返し直腸まで観察します．

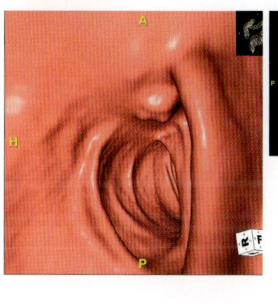

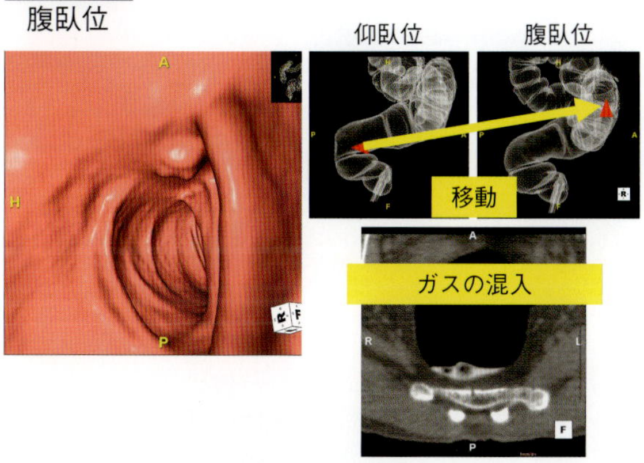

2 腹臥位

仰臥位　腹臥位
移動
ガスの混入

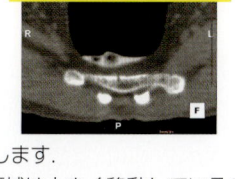

⑦腹臥位の3次元読影を開始します．仰臥位で指摘された直腸の領域は大きく移動していることがわかります．さらに，内部CT値は不均一でガスの混入を認めるため残渣と判断します．

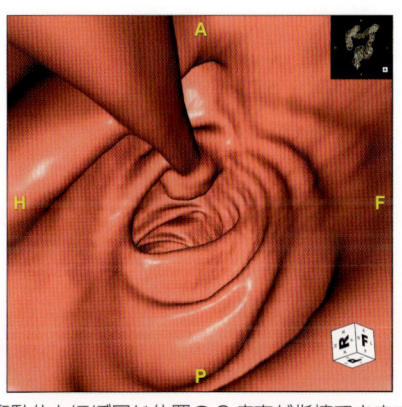

⑧仰臥位とほぼ同じ位置の3病変が指摘できます．このうち，一番大きなS状結腸の病変は移動しているようです．両体位の比較読影で確認します．

1 仰臥位　　　　　　　　　　　　　　　　**2** 腹臥位

茎（Stalk）

付け根

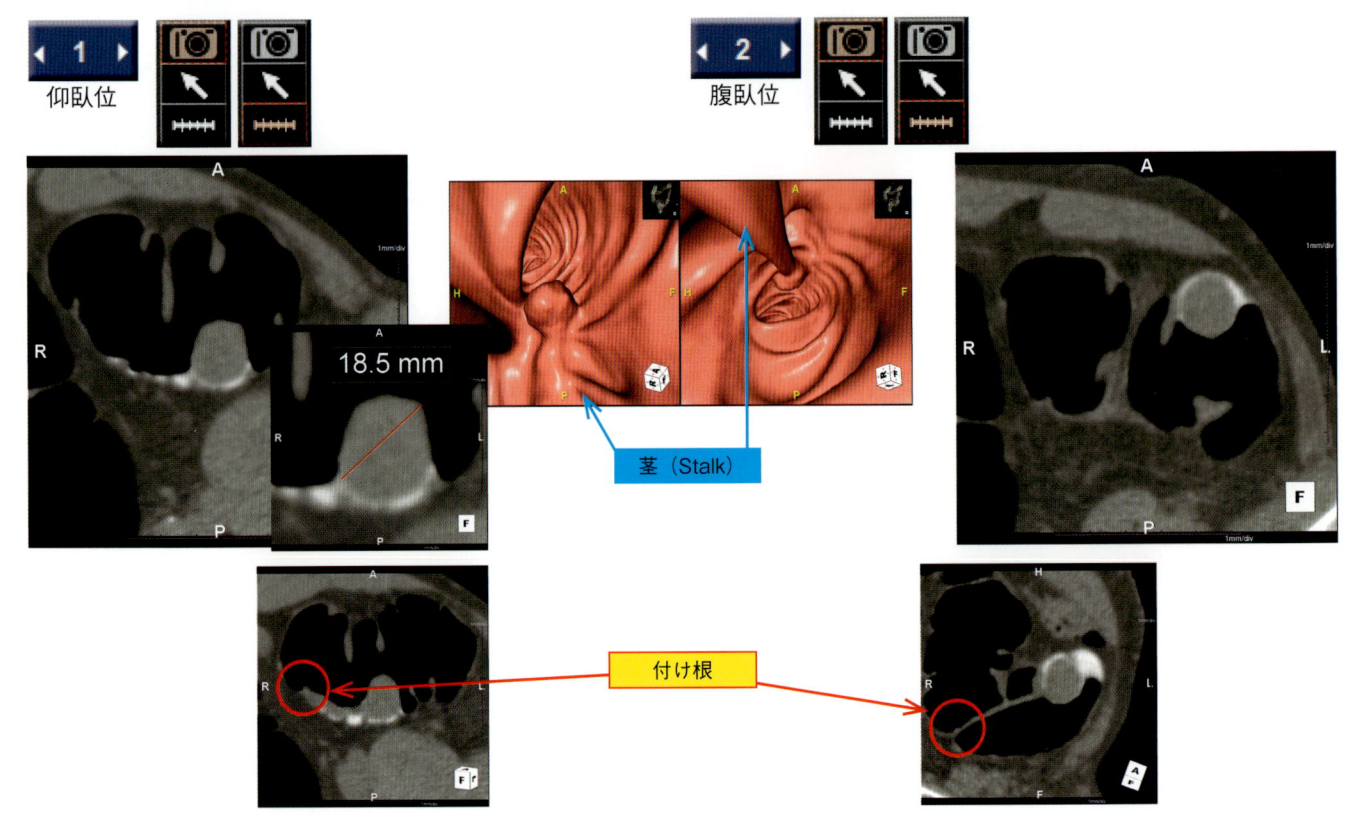

⑨両体位の比較を行うと，内部陰影は均一でガスの混入などは認められません．Ip ポリープは，本体が重力方向に移動し，茎（Stalk）を指摘することができます．茎の付け根の場所は変わりません．2 次元（Axial）画像などを用いた詳細な比較が大変重要になります．病変のサイズは約 18mm です．

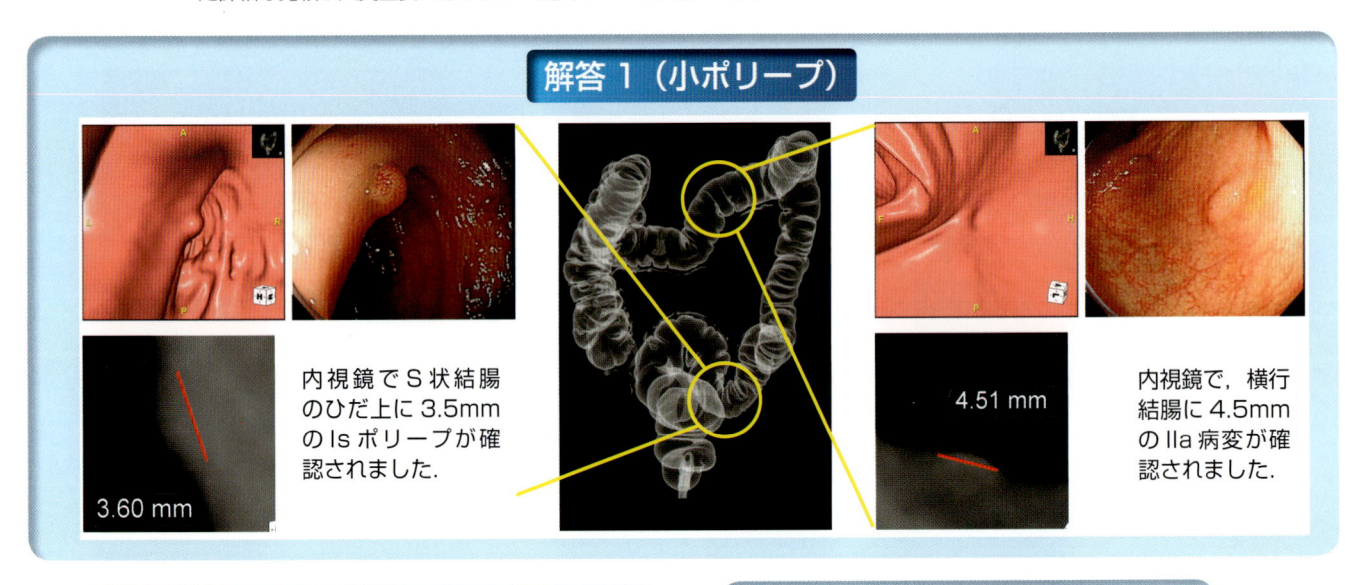

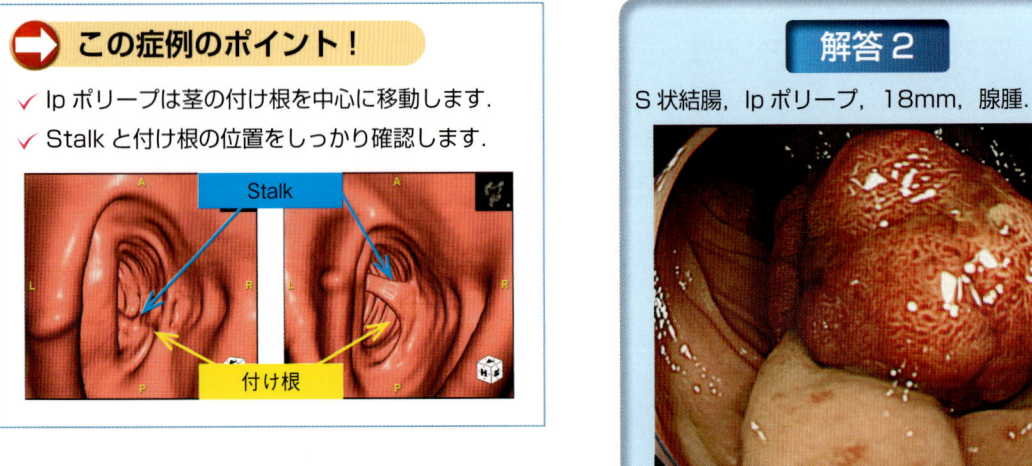

解答 1（小ポリープ）

内視鏡で S 状結腸のひだ上に 3.5mm の Is ポリープが確認されました．

内視鏡で，横行結腸に 4.5mm の IIa 病変が確認されました．

➡ この症例のポイント！

✓ Ip ポリープは茎の付け根を中心に移動します．
✓ Stalk と付け根の位置をしっかり確認します．

Stalk
付け根

解答 2

S 状結腸，Ip ポリープ，18mm，腺腫．

テラリコン・インコーポレイテッド

GAIA-007

症例：50歳代，女性．主訴：任意型検診．
身長：163cm，体重：52kg，前処置：PEG-C 2000mL．
炭酸ガス自動送気装置：エニマCO2（堀井薬品工業）．
ガス送気総量　第一体位：2200mL，第二体位：2400mL．

使用装置	64列CT	
体位	仰臥位	腹臥位
管電圧	120 kVp	
管電流 AEC 設定	SD28	SD35
min-max, mA	10-20	10-15
収集スライス厚	1.0*32mm	
ビームピッチ	0.843	
再構成スライス間隔	1.0mm	
画像再構成法	逐次近似応用再構成	
DLP	59.4 mGy・cm	
総被ばく線量	0.89 mSv	

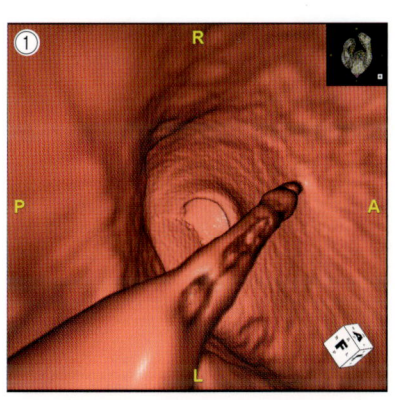

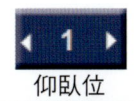

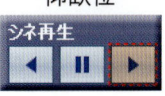

① 3次元読影を開始します．

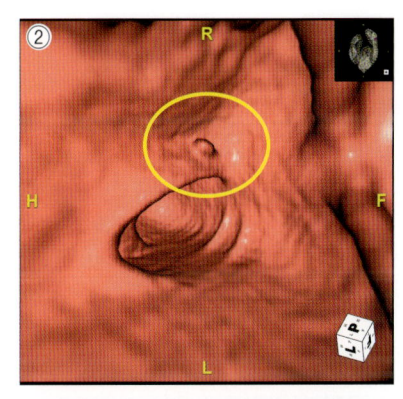

② 肛門から約71cmの下行結腸に隆起性病変を認めます．

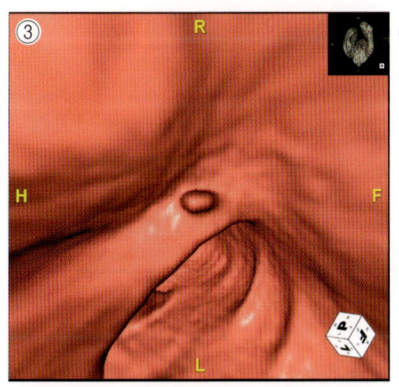

③ 下行結腸に認めた隆起性病変を正面視した画像です．病変を記録します．

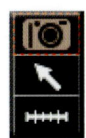

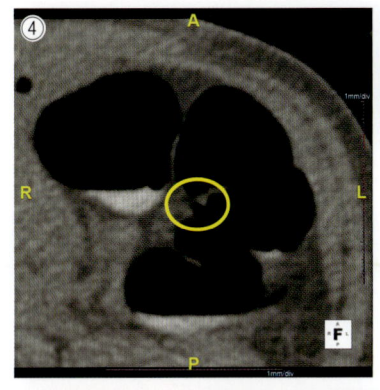

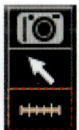

④ 内部陰影を確認します．軟部組織のCT値で内部は均一です．ガスの混入を認めず，病変が疑われます．続いて，サイズを記録します．

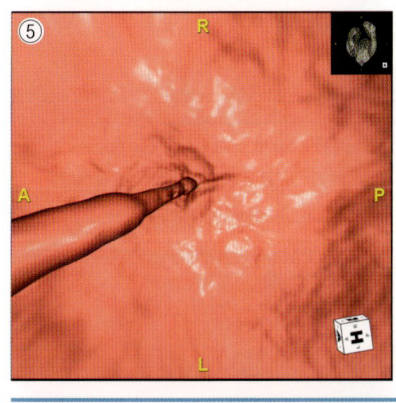

⑤ 仰臥位の3次元読影終了．

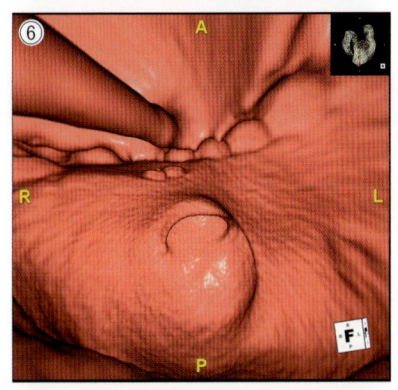

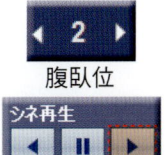

⑥ 3次元読影を開始します．

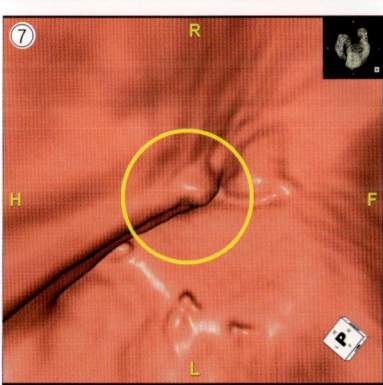

⑦ 肛門から約70cmの下行結腸に隆起性病変を認めます．

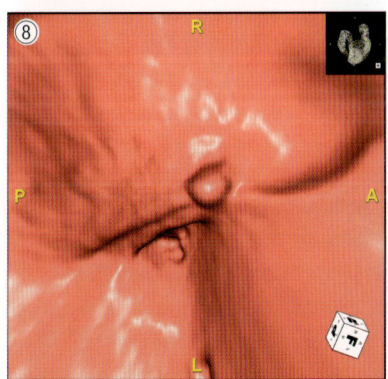

⑧ 下行結腸に認めた隆起性病変を正面視した画像です．病変を記録します．

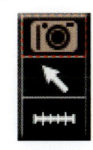

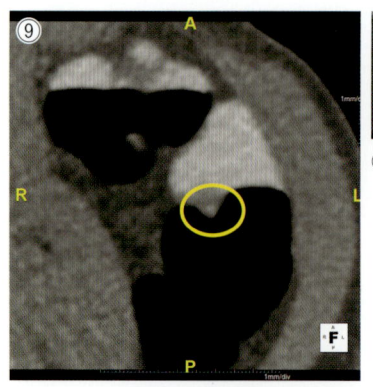

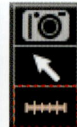

⑨内部陰影を確認します．軟部組織のCT値で内部は均一です．ガスの混入を認めず，病変が疑われます．
続いて，サイズを記録します．

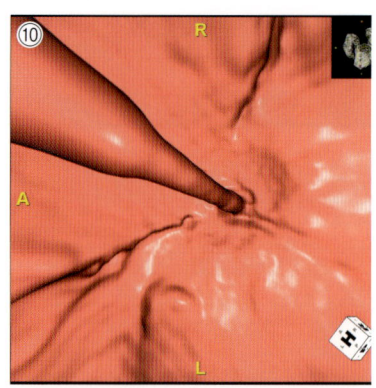

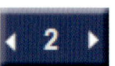

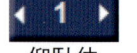

⑩腹臥位の3次元読影終了．

◀ 1 ▶ 仰臥位

⑪Axial画像を中央に持ってきます．2次元読影を開始します．3次元で拾い上げができなかった病変がないか確認します．

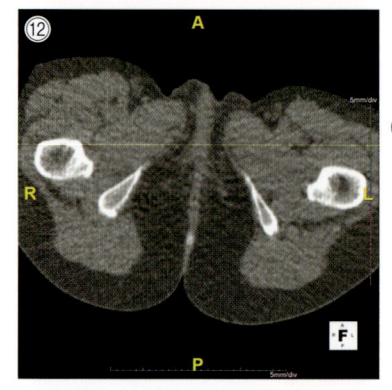

◀ 2 ▶ 腹臥位

⑫腹臥位でも2次元読影を直腸から近位側に向かって行います．

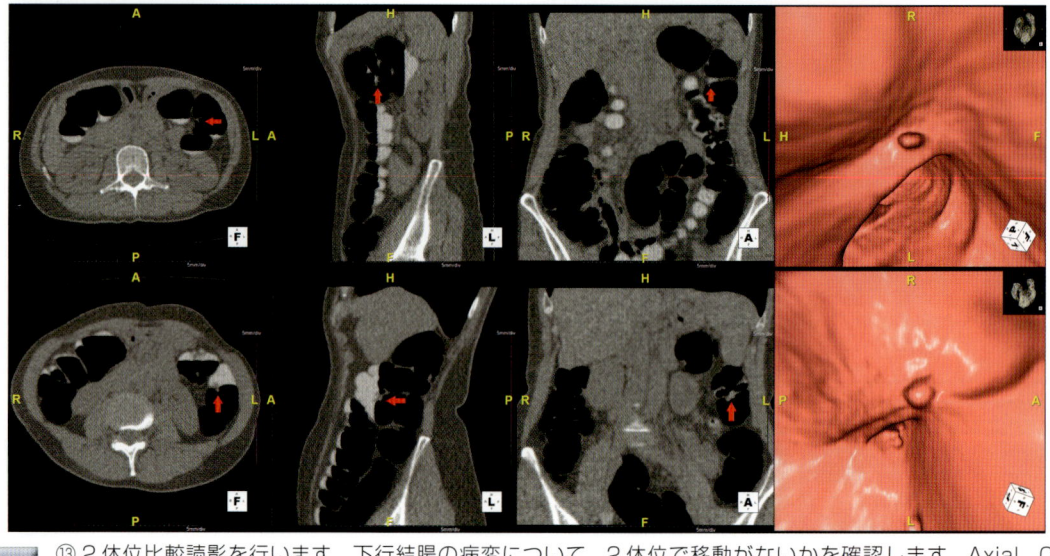

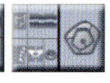

⑬2体位比較読影を行います．下行結腸の病変について，2体位で移動がないかを確認します．Axial，Coronal，Sagittal画像のいずれでも同じ部位にあり，移動を認めません．内部陰影のCT値が軟部組織であること，水溶性造影剤によりタギングされていないこと，内部陰影が均一であることから病変だと診断できます．

この症例のポイント！

✓ 仰臥位と腹臥位の両体位の総被ばく線量が1mSv以下と超低線量で撮影しています．

✓ 超低線量撮影でも，3次元および2次元読影で6mm以上の病変を指摘することは可能です．

参考文献）Nagata K, Fujiwara M, Kanazawa H, et al. Evaluation of dose reduction and image quality in CT colonography: Comparison of low-dose CT with iterative reconstruction and routine-dose CT with filtered back projection. Eur Radiol 2014 Aug 6. [Epub ahead of print]

解答

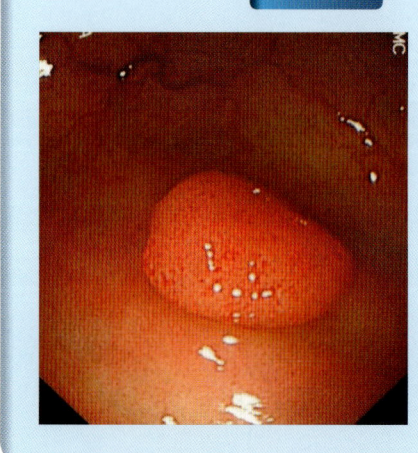

下行結腸，Isポリープ，6mm，腺腫．

GAIA-008

症例：40 歳代，男性．主訴：任意型検診．
身長：178cm，体重：75kg，前処置：PEG-CM 800mL.
炭酸ガス自動送気装置：エニマ CO2（堀井薬品工業）．
ガス送気総量　第一体位：2700mL，第二体位：3000mL.

使用装置	64 列 CT	
体位	仰臥位	腹臥位
管電圧	120 kVp	
管電流 AEC 設定	SD20	SD35
min-max, mA	20-98	10-20
収集スライス厚	1.0*32mm	
ビームピッチ	0.843	
再構成スライス間隔	1.0mm	
画像再構成法	FBP	逐次近似応用再構成
DLP	186.8 mGy・cm	
総被ばく線量	2.8 mSv	

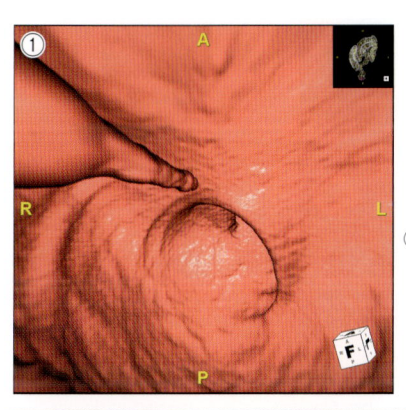

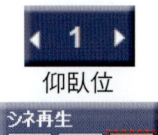

① 3次元読影を開始します．

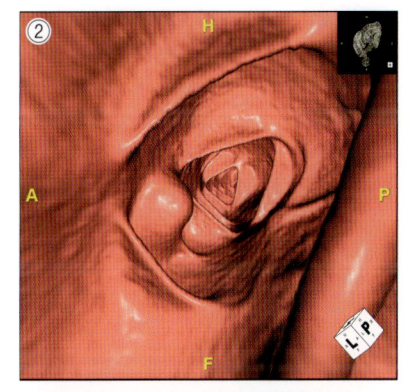

② 横行結腸に立ち上がりがなだらかな隆起性病変を認めます．

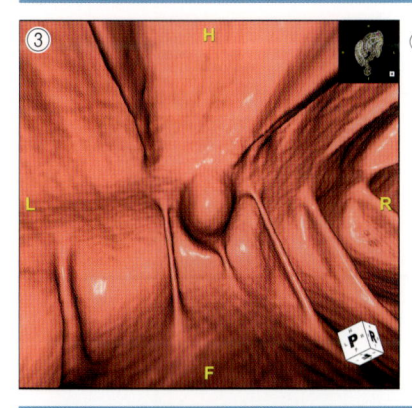

③ 横行結腸に認めた隆起性病変を正面視した画像です．
病変を記録します．

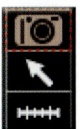

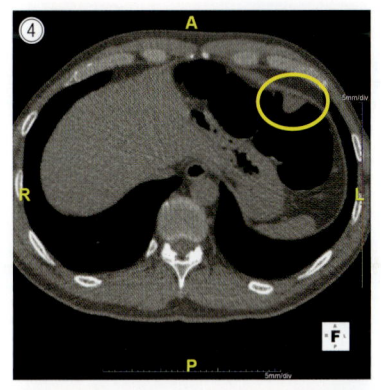

④ 内部陰影を確認します．水に近い CT 値のようです．

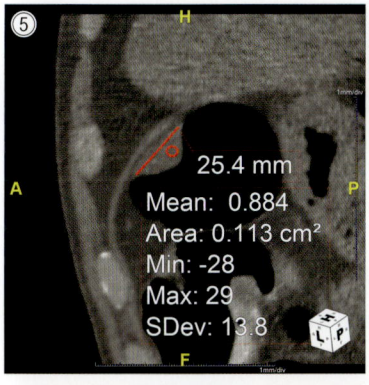

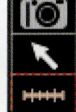

⑤ 内部 CT 値を確認すると，0 前後の数値で，のう胞（Cyst）を疑います．サイズも記録します．3次元読影を最後まで行います．

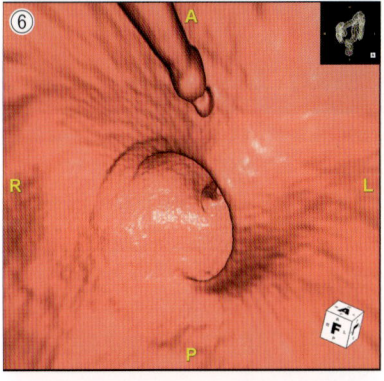

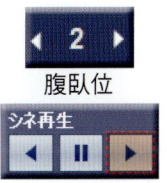

25.4 mm
Mean: 0.884
Area: 0.113 cm²
Min: -28
Max: 29
SDev: 13.8

⑥ 3次元読影を開始します．

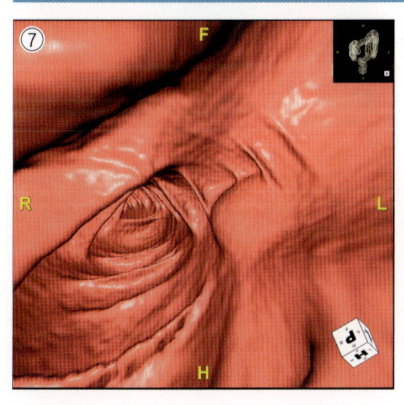

⑦ 横行結腸に立ち上がりがなだらかな隆起性病変を認めます．

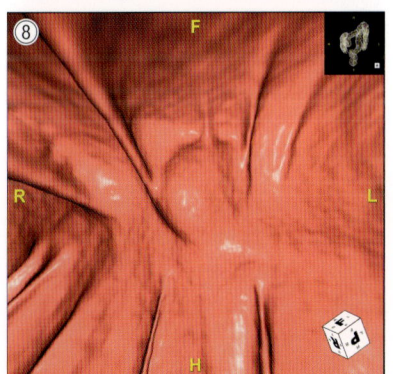

⑧ 横行結腸に認めた隆起性病変を正面視した画像です．
病変を記録します．

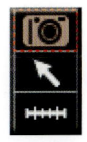

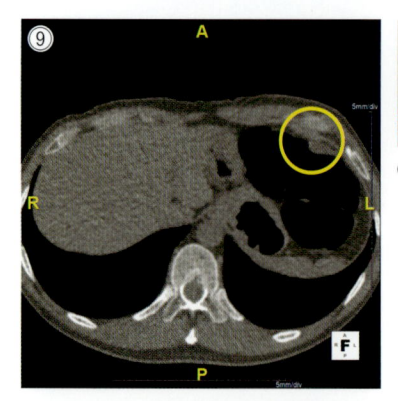

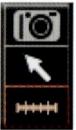

⑨ 内部陰影を確認します．水に近いCT値からのう胞を疑います．続いてサイズを記録します．

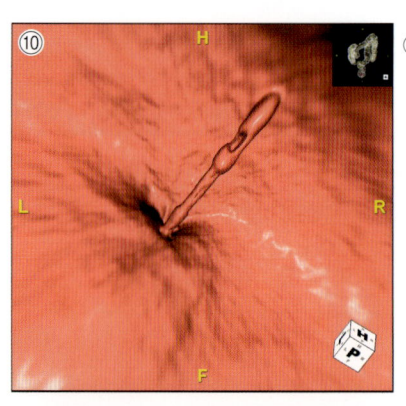

⑩ 腹臥位の3次元読影終了．

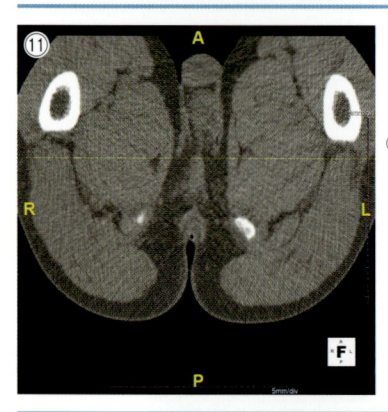

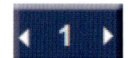

◀ 1 ▶
仰臥位

⑪ Axial 画像を中央に持ってきます．2次元読影を開始します．3次元画像で拾い上げができなかった病変がないか確認します．

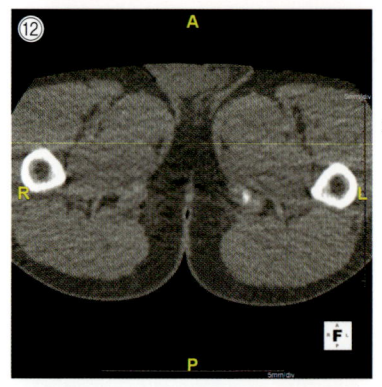

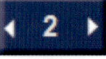

◀ 2 ▶
腹臥位

⑫ 腹臥位でも2次元読影を直腸から近位側に向かって行います．

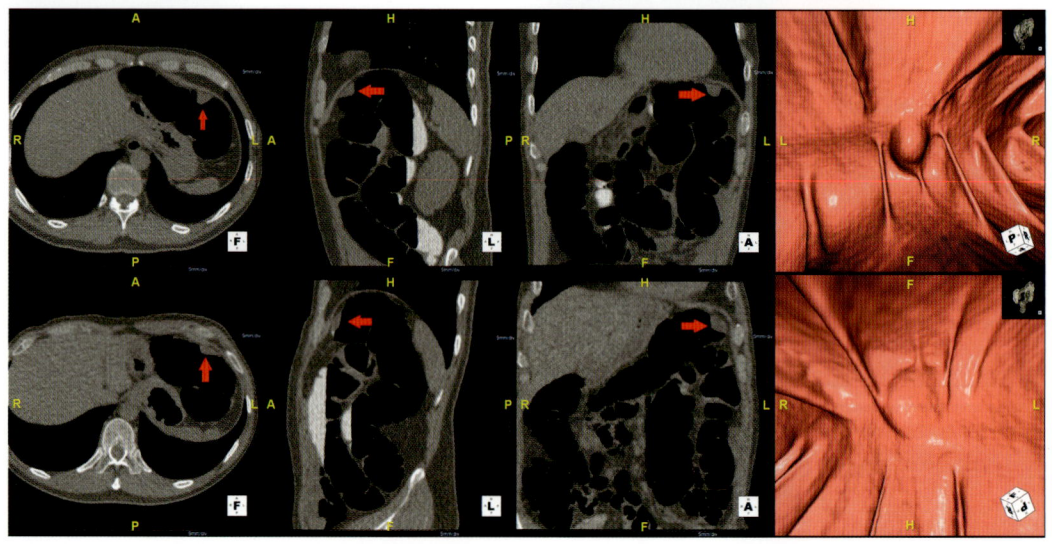

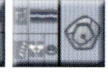

⑬ 2体位比較読影を行います．横行結腸の病変について，2体位で移動がないかを確認します．Axial，Coronal，Sagittal 画像のいずれでも同じ部位にあり，移動を認めません．内部陰影のCT値が水に近いこと，病変の立ち上がりがなだらかなこと，水溶性造影剤によりタギングされていないこと，内部陰影が均一であることからのう胞と診断できます．

> **この症例のポイント！**
> - 粘膜下腫瘍はポリープに比べると，病変の立ち上がりが比較的緩やかです．
> - CT値が水に近いことからのう胞（Cyst）と判断できます．
> - のう胞は体位変換の違いで病変の見え方が変わることがあります．

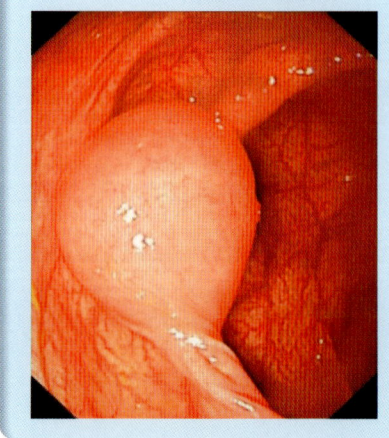

解答

横行結腸，25mm，のう胞．

GAIA-009

使用装置	80列CT	
体位	仰臥位	腹臥位
管電圧	120 kVp	
管電流 AEC 設定	SD18	SD20
min-max, mA	110-180	95-187
収集スライス厚	0.5mm	
ビームピッチ	0.813	
再構成スライス間隔	0.8mm	
画像再構成法	FBP	
DLP	未測定	
総被ばく線量	未測定	

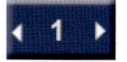

症例：40歳代，男性．主訴：便潜血陽性．
身長：163cm，体重：63kg，前処置：PEG-C 2000mL．
炭酸ガス自動送気装置：エニマCO2（堀井薬品工業）．
ガス送気総量 第一体位：1600mL，第二体位：1890mL．

◀ 1 ▶ 3次元読影
仰臥位

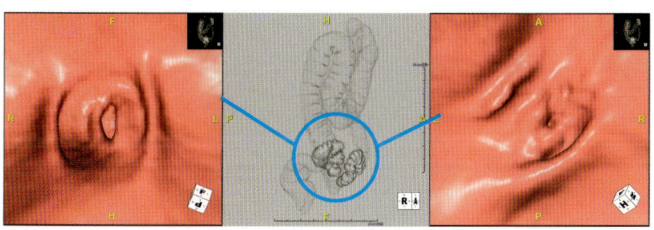

①仰臥位読影を開始します．S状結腸は拡張不良でひだのふとまり・途絶があり，評価が困難な箇所があります．

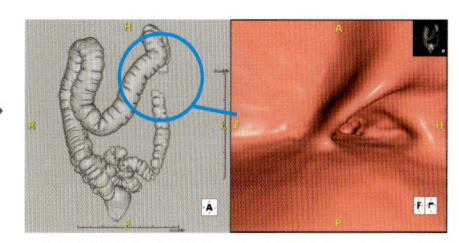

②下行結腸には残液のため評価ができない領域を多く認めます．往復して観察します．

◀ 2 ▶ 3次元読影
腹臥位

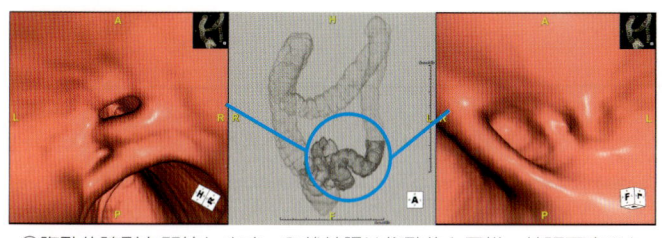

③腹臥位読影を開始します．S状結腸は仰臥位と同様，拡張不良のため読影が難しくなります．

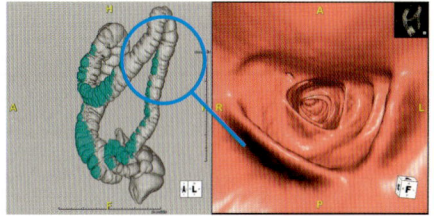

④仰臥位で評価ができなかった下行結腸の近位側は，残液が移動したことで観察できます．

◀ 1 ▶ 2次元読影
仰臥位
残液貯留部位や拡張不良部位はていねいに読影します．

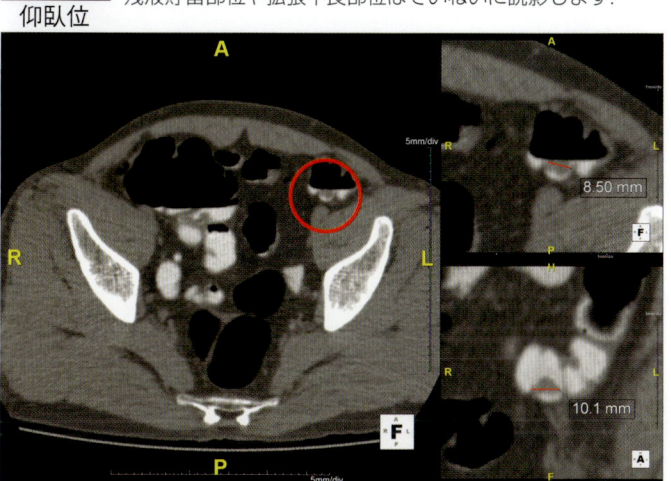

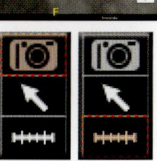

⑤肛門から約48cmのS状結腸で白くタギングされた残液内に軟部組織陰影を認めます．異なる断面像で最大径を測定します．

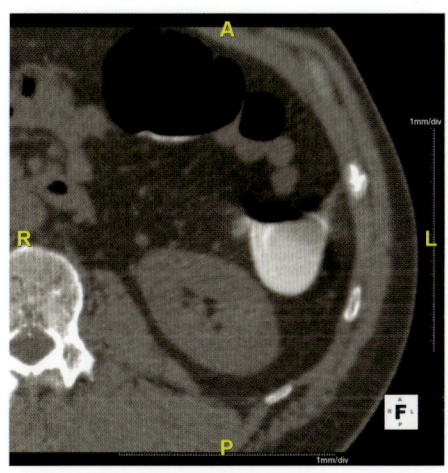

⑥下行結腸で残液と蠕動によるアーチファクトのため評価が困難な箇所があります．

◀ 2 ▶ 2次元読影

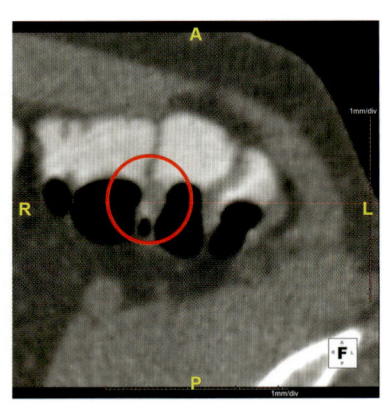

腹臥位

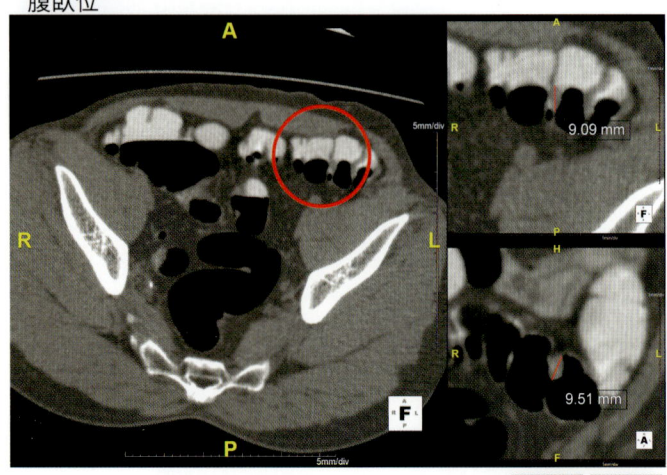

⑦肛門から約48cmのS状結腸で白くタギングされた残液内に軟部組織陰影を認めます．腸管拡張不足の領域はていねいに読影します．

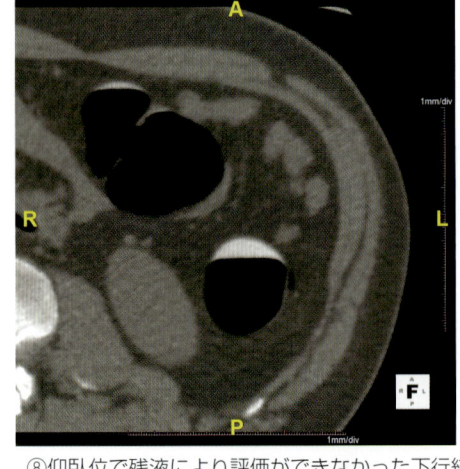

⑧仰臥位で残液により評価ができなかった下行結腸は残液の移動により観察できます．

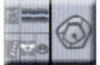

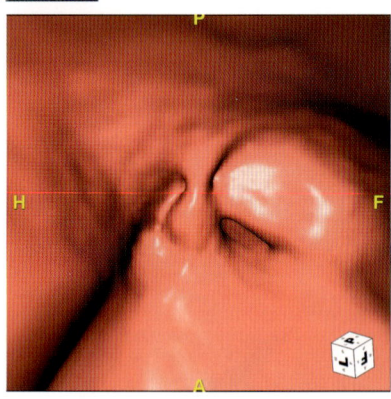

腹臥位（回盲部→直腸方向）　　仰臥位　　腹臥位

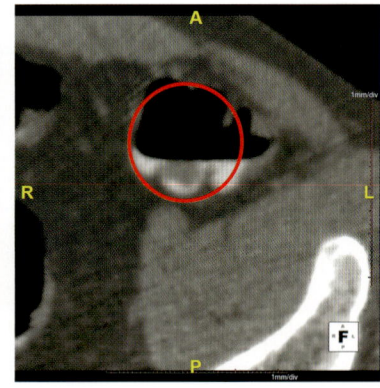

⑨この症例はS状結腸の拡張が両体位で悪く，残液も貯留しているため，3次元読影がやや困難です．しかし，腹臥位の回盲部→直腸方向で注意深く観察すると，肛門から約48cmのS状結腸で病変の一部を指摘することができます．
2次元画像では仰臥位で残液に埋もれた病変を容易に指摘できます．
両体位の比較を行うと，Ipポリープの特徴である本体は重力方向の残渣内に沈んで，茎（Stalk）の付け根は同じ位置にあることがわかります．2次元読影と2体位の比較読影が大変有効な症例です．

➡ この症例のポイント！

- ✓ 3次元画像だけでは見落とす可能性が高くなります．
- ✓ きちんと2次元画像を読影しましょう．腹臥位では拡張不良と残液のために，ふとまったひだと病変の区別は高度な読影技術を要しますが，ていねいに観察することで病変が指摘できます．
- ✓ 腸管拡張不足は読影を難しくします．

解答

S状結腸，Ipポリープ，10mm，腺腫．

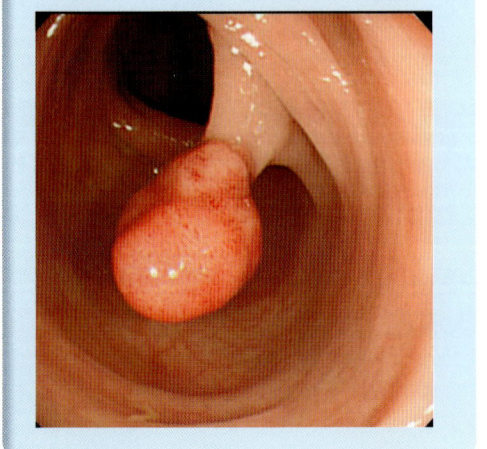

GAIA-010

症例：80歳代，女性．主訴：下血．
身長：147cm，体重：45kg，前処置：PEG-CM 800mL．
炭酸ガス自動送気装置：エニマCO2（堀井薬品工業）．
ガス送気総量　第一体位：2230mL，第二体位：2590mL．

使用装置	64列CT	
体位	仰臥位	腹臥位
管電圧	120kVp	
管電流AEC設定	SD20	
min-max, mA	40-105	60-110
収集スライス厚	0.5*64 mm	1.0*32mm
ビームピッチ	0.828	0.843
再構成スライス間隔	0.5mm	0.8mm
画像再構成法	FBP	
DLP	494.1mGy・cm	
総被ばく線量	7.4mSV	

1 仰臥位

① 3次元読影を開始します．（直腸→盲腸）

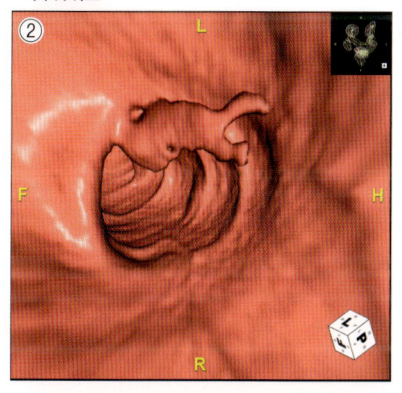

② 肛門から約31cmのS状結腸に病変を指摘できます．

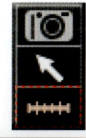

③ MPR画像にて．病変のサイズを計測します．

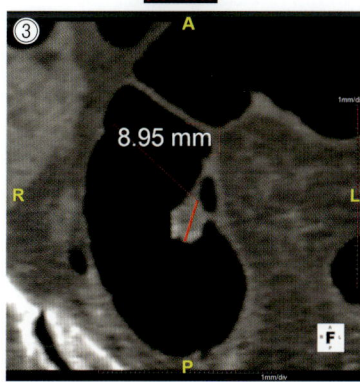

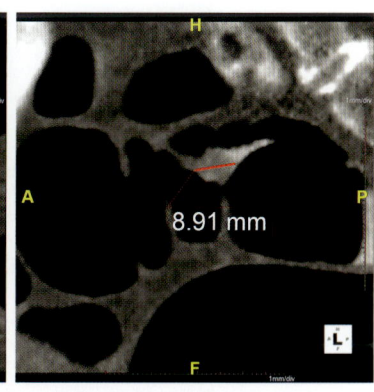

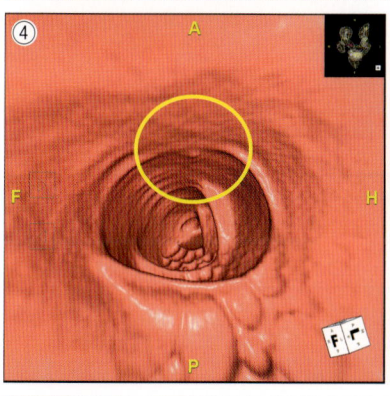

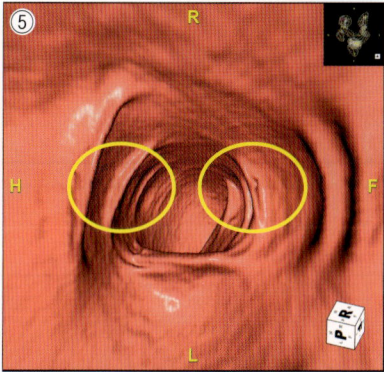

④⑤ 低用量腸管前処置のため横行結腸に小隆起が目立ちます．2次元画像で領域の内部がタギングされていることから，病変ではなく小残渣と判断できます．大腸を往復して観察し，仰臥位の3次元読影を終了します．

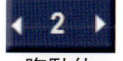

2 腹臥位

⑥ 3次元読影を開始します．（直腸→盲腸）

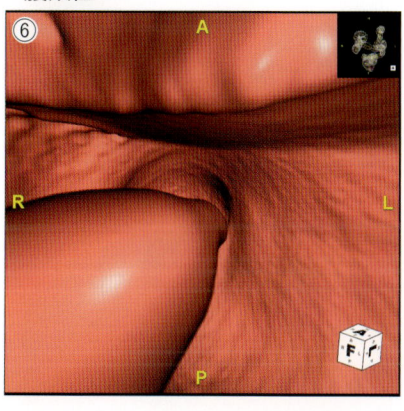

⑦ 肛門から約31cmのS状結腸に茎（Stalk）のある病変を指摘できます．

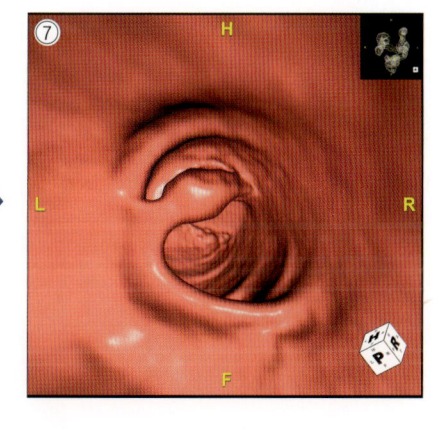

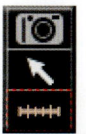

⑧ 病変サイズを計測します．

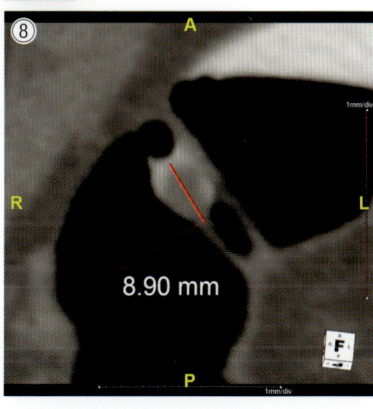

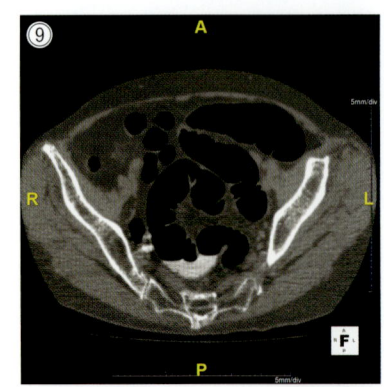

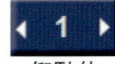

⑨2次元読影を開始します．3次元で拾い上げができなかった病変がないか確認します．

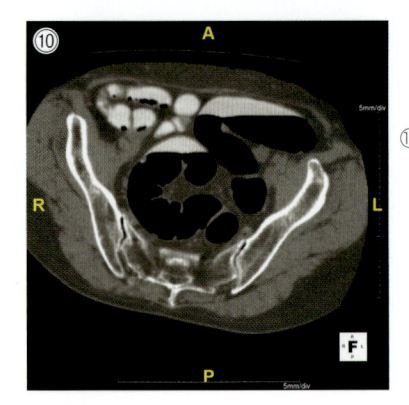

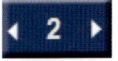

1 仰臥位

⑩腹臥位も同様に2次元読影を行います．

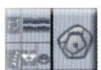

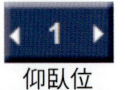

2 腹臥位

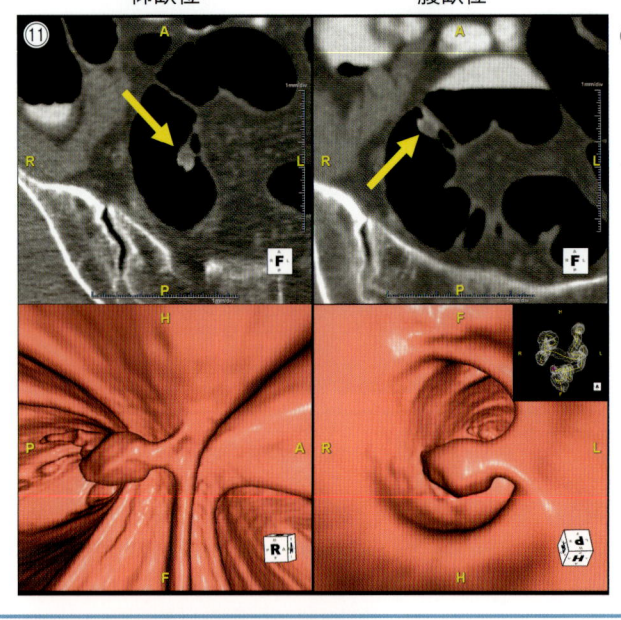

⑪ポリープの頭部は移動しているので，ポリープのStalkをきちんと確認してください．

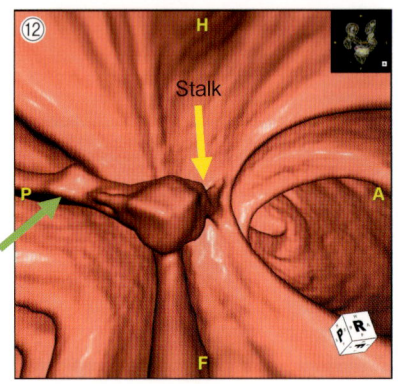

1 仰臥位 **2 腹臥位**

⑫ポリープの周囲にタギングされた残渣があり仰臥位と腹臥位で3次元画像の見え方が異なります．また，Stalkと残渣の判別は2次元画像で観察する必要があります．

残渣または粘液

Stalk

➡ この症例のポイント！

✓ 低用量腸管前処置のため，小残渣が目立ちます．内部のCT値や2体位を比較し判別してください．

✓ 病変部の周囲に残渣が付着しているため，3次元画像の見え方が異なります．2次元画像も合わせて評価してください．

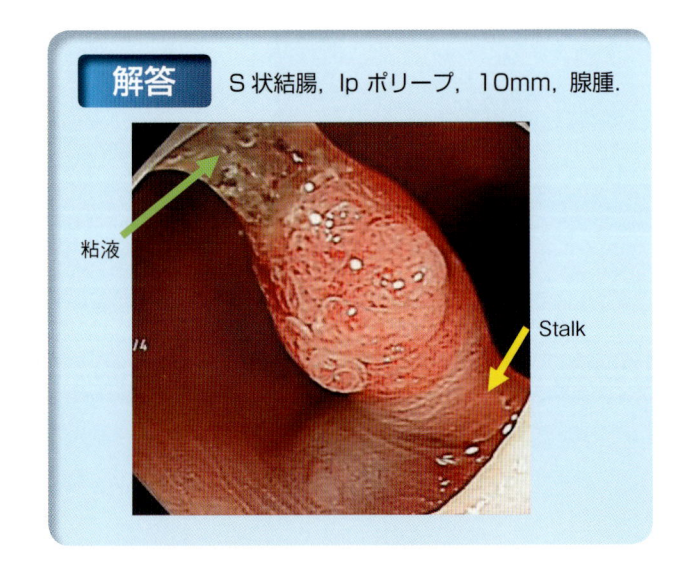

解答 S状結腸，Ipポリープ，10mm，腺腫．

粘液

Stalk

80

GAIA-011

症例：50歳代，男性．主訴：任意型検診．
身長：168cm，体重：80kg，前処置：PEG-C 2000mL
炭酸ガス自動送気装置：エニマCO2（堀井薬品工業）．
ガス送気総量　第一体位：1200mL，第二体位：2100mL．

使用装置	64列CT	
体位	仰臥位	腹臥位
管電圧	120 kVp	
管電流 AEC 設定	SD20	
min-max, mA	58-111	46-95
収集スライス厚	1.0*32mm	
ビームピッチ	0.843	
再構成スライス間隔	1.0mm	
画像再構成法	FBP	
DLP	577.3 mGy・cm	
総被ばく線量	8.66 mSv	

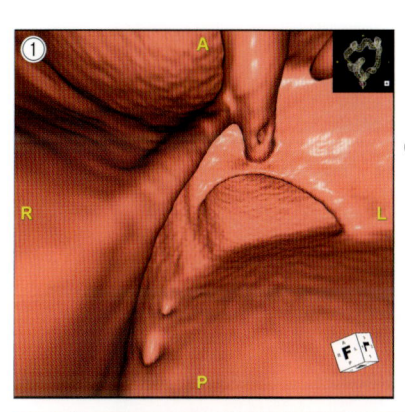

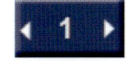

◀ 1 ▶ 仰臥位
① 3次元読影を開始します．

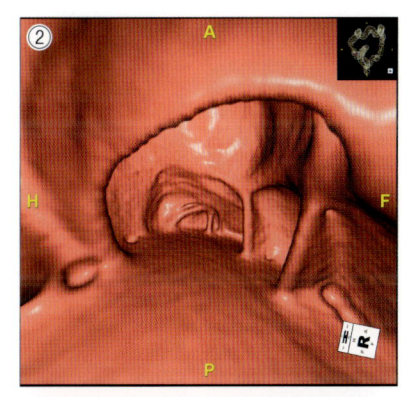

② タギングは良好ですが，液状残渣が目立ちます．病変を疑う領域を指摘できません．

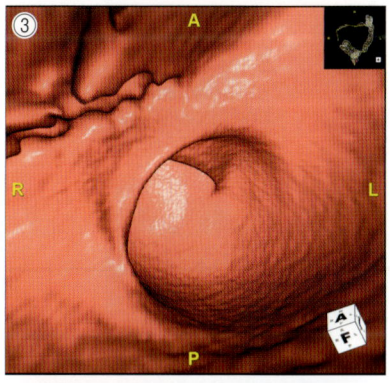

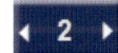

◀ 2 ▶ 腹臥位
③ 3次元読影を開始します．3次元読影では2体位ともに病変を疑う領域を指摘できません．

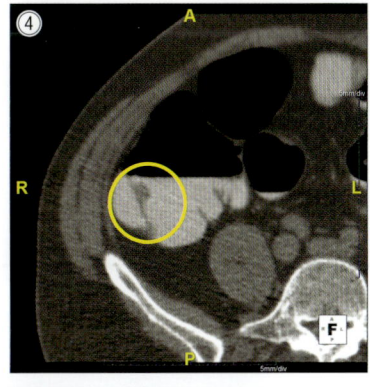

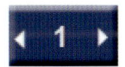

◀ 1 ▶ 仰臥位
④ 2次元読影を行います．肛門から約152cmの上行結腸で白くタギングされた残液内に軟部組織陰影を認めます．

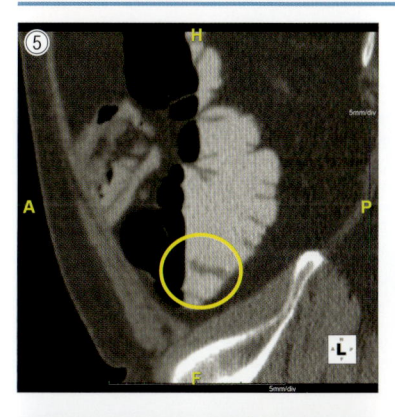

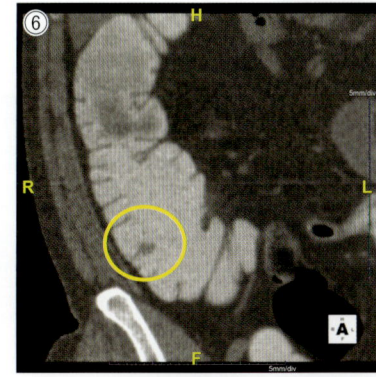

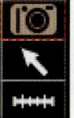

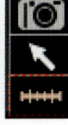

⑤⑥ 異なる断面像でも指摘領域を確認します．タギングされた液状残渣に埋没した内部陰影が均一な軟部組織のCT値を示しています．ガスの混入は認めず．病変が疑われます．

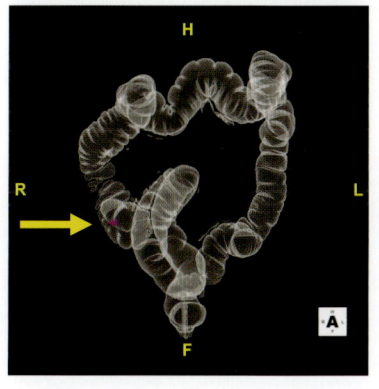

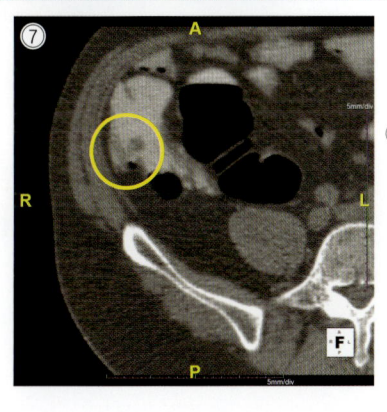

◀ 2 ▶ 腹臥位
⑦ 腹臥位でも上行結腸で白くタギングされた残液内に完全に埋没した軟部組織陰影を認めます．

81

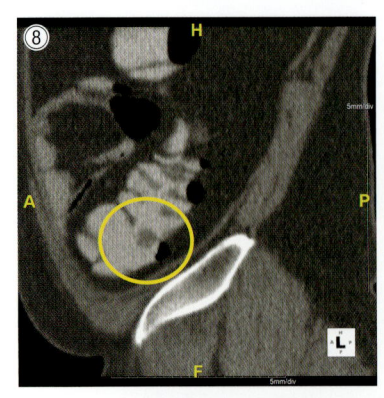

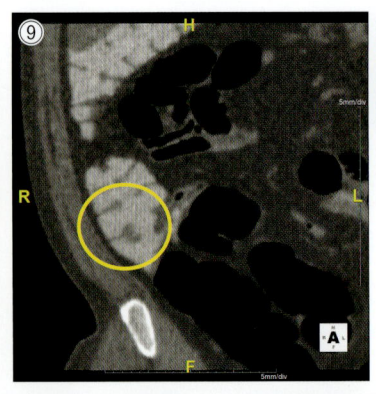

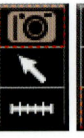

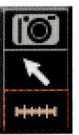

⑧⑨異なる断面像でも指摘領域を確認します．液状残渣に完全に埋没していますが，タギングされているため残渣と軟部組織の鑑別が可能です．この領域も病変を疑います．

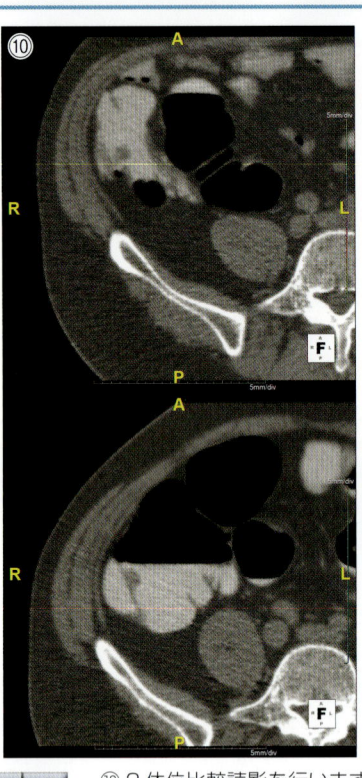

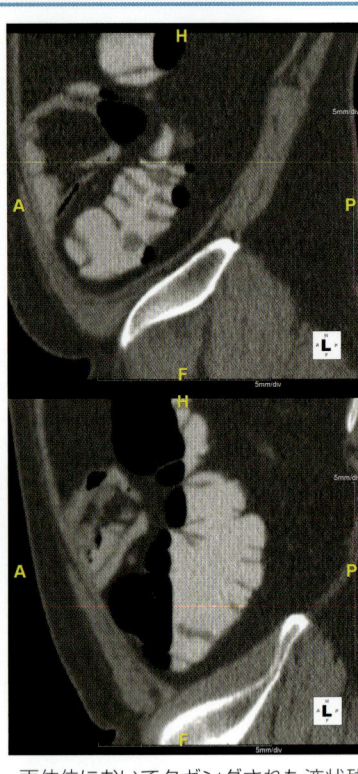

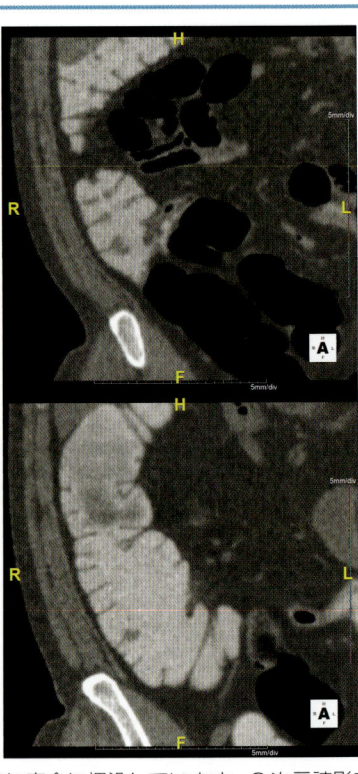

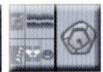

⑩2体位比較読影を行います．両体位においてタギングされた液状残渣に完全に埋没しています．3次元読影では指摘できません．液状残渣が多量の場合は両体位でAxial, Coronal, Sagittal画像の読影をていねいにすることにより病変を指摘できます．内部陰影のCT値が軟部組織であること，内部陰影が均一であることから病変と診断します．

➡ この症例のポイント！

- ✓ タギングされた液状残渣が多量の場合，両体位ともていねいに2次元画像をチェックすることにより病変の指摘が可能です．
- ✓ タギングされた残液を取り除く電子クレンジング技術は，これを使用した場合の読影精度がまだ担保されていません．オリジナルの画像で2次元読影することをおすすめします．

解答

上行結腸，Isポリープ，12mm，腺腫．

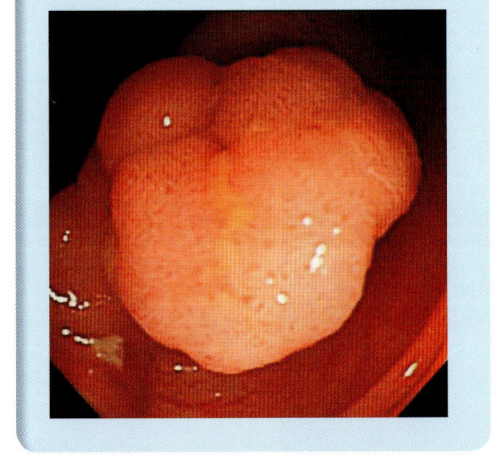

GAIA-012

症例：40歳代，女性．主訴：便潜血陽性．
身長：151cm, 体重：50kg, 前処置：PEG-CM 800mL.
炭酸ガス自動送気装置：エニマ CO2（堀井薬品工業）．
ガス送気総量 第一体位：2320mL，第二体位：2400mL.

使用装置	64列CT	
体位	仰臥位	腹臥位
管電圧	120kVp	
管電流 AEC 設定	SD20	
min-max, mA	60-100	60-115
収集スライス厚	0.5*64mm	1.0*32mm
ビームピッチ	0.828	0.843
再構成スライス間隔	0.5mm	0.8mm
画像再構成法	FBP	
DLP	489.7mGy・cm	
総被ばく線量	7.3mSV	

1 仰臥位

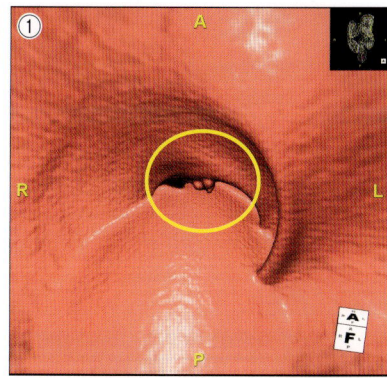

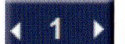

①3次元読影を開始します．直腸に隆起性病変を認めます．記録します．

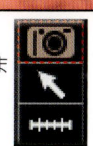

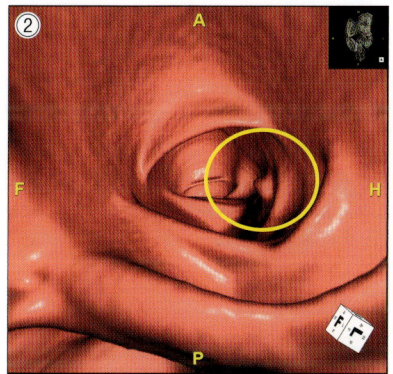

②肛門から約60cmのS状結腸にも隆起性病変を認めます．記録します．

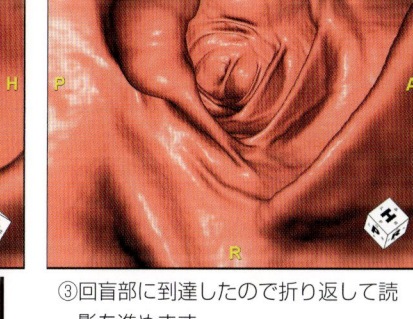

③回盲部に到達したので折り返して読影を進めます．

2 腹臥位

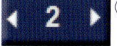

④仰臥位の3次元読影に続いて，腹臥位も3次元読影を行います．直腸に隆起性病変を認めます．記録します．S状結腸の隆起性病変は指摘できません．

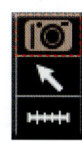

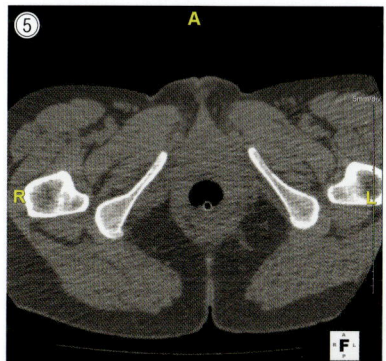

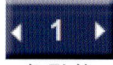

1 仰臥位

⑤2次元読影を行います．3次元画像で拾い上げができなかった病変がないか確認します．

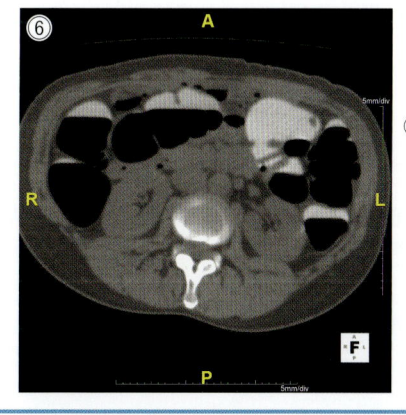

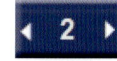

2 腹臥位

⑥腹臥位の2次元読影を行います．タギング残液内に埋没病変がないか注意しながら読影します．

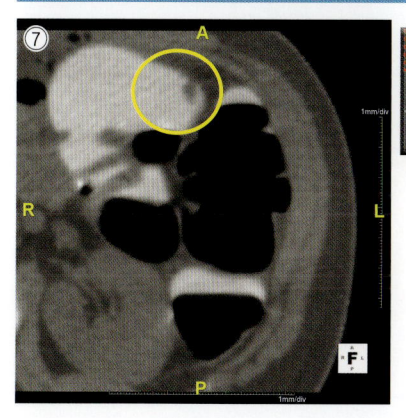

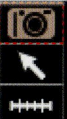

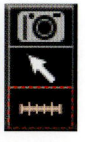

⑦S状結腸にタギング残液内に埋没した均一な内部陰影を認めます．軟部組織のCT値を示す陰影です．記録してサイズ計測を行います．

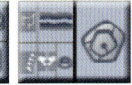

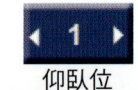

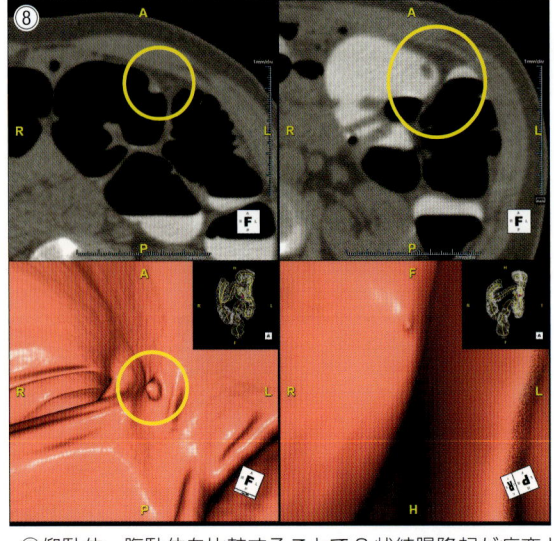

仰臥位　　腹臥位

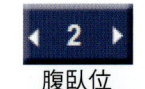

⑧仰臥位, 腹臥位を比較することでS状結腸隆起が病変と判断できます.

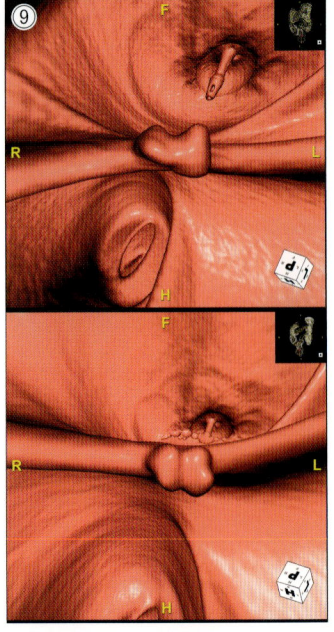

⑨直腸の病変も直腸の同一部位に病変を指摘できます.

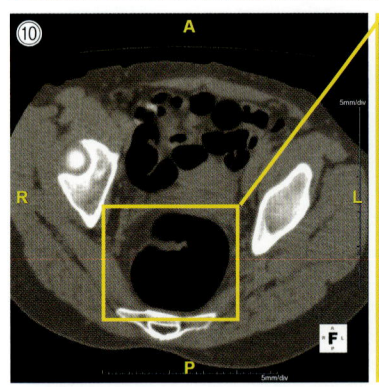

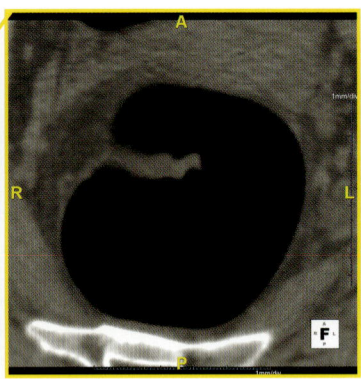

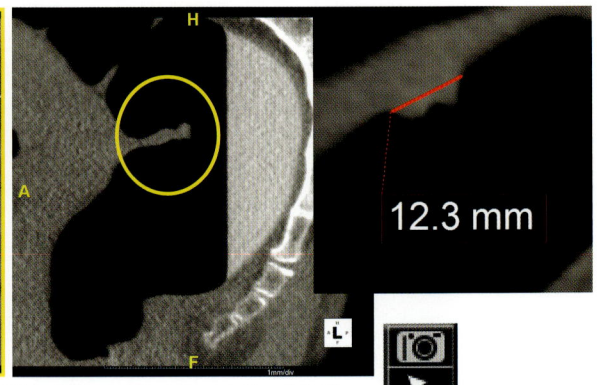

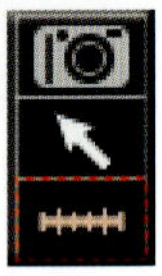

⑩直腸の病変の2次元画像における2体位比較を行います. 3次元画像では明瞭に指摘できる病変ですが, 病変がひだ上にあるため2次元画像では病変の同定がやや難しくなります. 慎重にサイズ計測をします.

➡ この症例のポイント！

✓ 病変がひだ上にある場合は, 2次元画像で病変を指摘することが難しくなることがあります. ひだの太まりに注意しながら読影することが重要です.

解答

直腸, Is ポリープ, 12mm, 腺腫.　　S状結腸, Is ポリープ, 7mm, 腺腫.

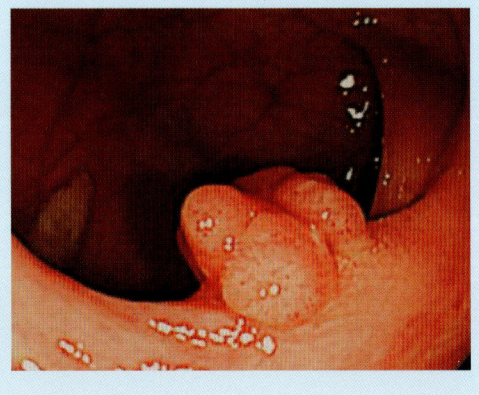

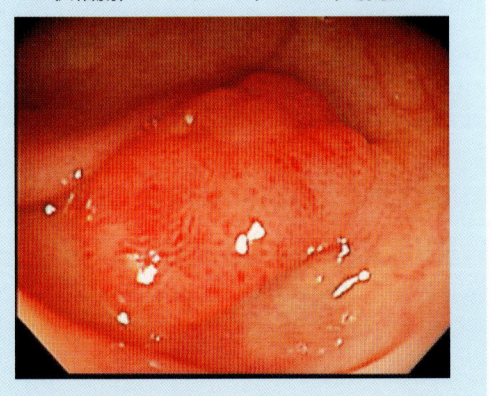

GAIA-013

使用装置	16列CT	
体位	仰臥位	腹臥位
管電圧	120 kVp	
管電流 AEC 設定	SD16	SD18
min-max, mA	45-80	35-70
収集スライス厚	1.0*16mm	
ビームピッチ	0.938	
再構成スライス間隔	0.8mm	
画像再構成法	FBP	
DLP	未測定	
総被ばく線量	未測定	

症例：60歳代，女性．主訴：便潜血陽性．
身長：143cm，体重：44kg，前処置：PEG-C 2000mL．
炭酸ガス自動送気装置：エニマ CO2（堀井薬品工業）．
ガス送気総量 第一体位：1800mL，第二体位：2100mL．

1 仰臥位

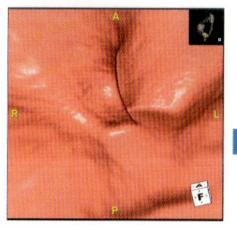

①3次元読影を開始します．

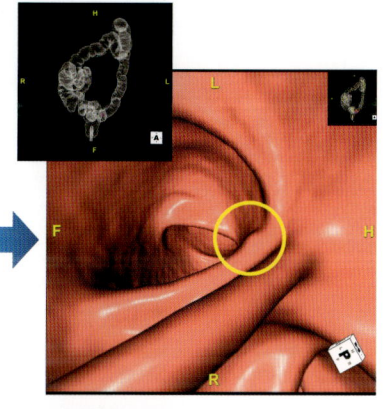

②肛門から約40cmのS状結腸に小隆起を指摘できます．

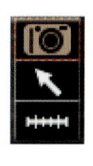

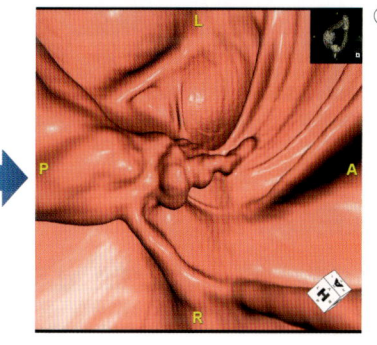

③盲腸から上行結腸にかかるバウヒン弁周囲に病変を指摘できます．

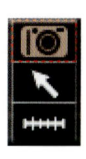

2 腹臥位

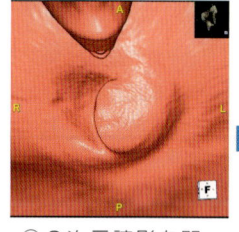

④3次元読影を開始します．

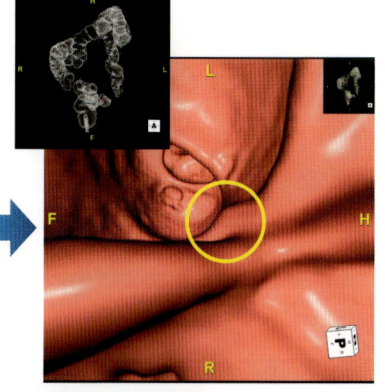

⑤肛門から約40cmのS状結腸に隆起を指摘できます．

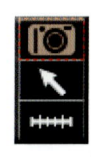

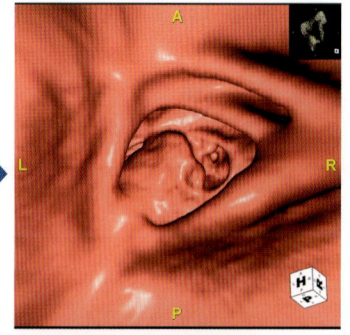

⑥盲腸から上行結腸にかかるバウヒン弁周囲に病変を指摘できます．

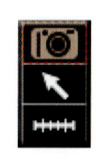

1 仰臥位

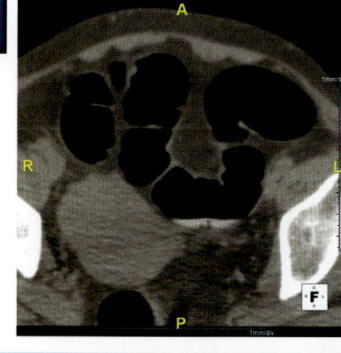

⑦2次元読影を開始します．3次元画像で指摘したS状結腸の小隆起をAxial画像で指摘するのは難しいです．

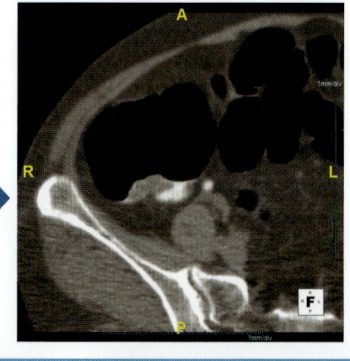

⑧バウヒン弁近傍に軟部組織陰影を認めます．

2 腹臥位

⑨2次元読影を開始します．仰臥位同様にバウヒン弁近傍の軟部組織陰影を認めます．

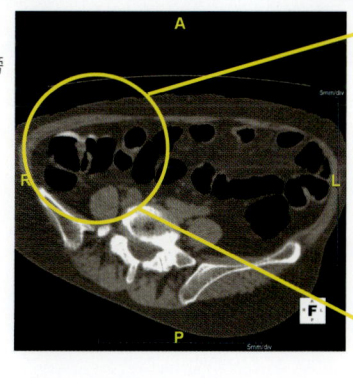

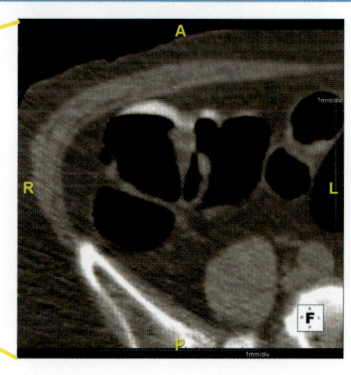

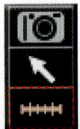

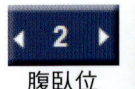

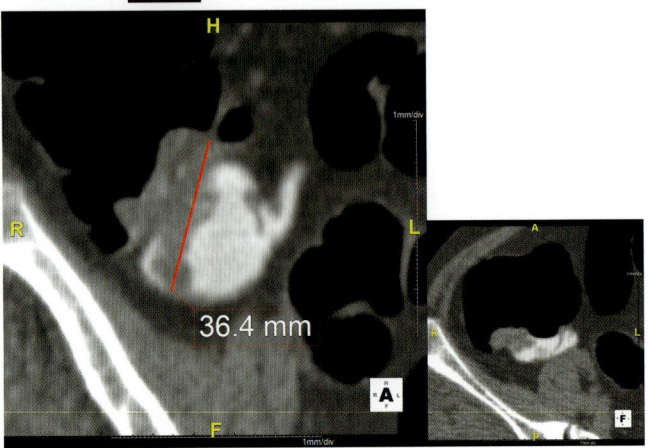

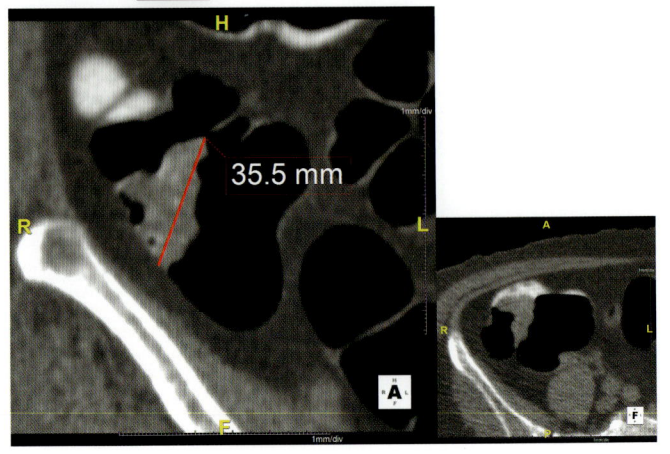

⑩仰臥位・腹臥位においてサイズを測定します．腫瘍の最大径を測るため，本症例では Coronal 像が適しています．

この症例のポイント！

- 表面隆起型病変のうち，隆起成分を伴う LST-G 病変は，大腸 CT による検出が容易です．
- バウヒン弁は正常であっても，一見すると病変に見えることがあります．2次元画像で終末回腸との連続性の有無で判断します．
- バウヒン弁上に存在する，あるいは連続している病変も存在します．この場合，大腸 CT のピットフォールになりやすいため，バウヒン弁と決めつけないことも大切です．

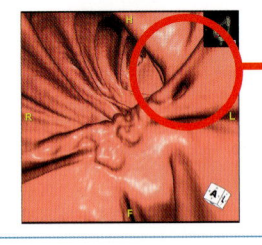

バウヒン弁
バウヒン弁と病変とは離れているように観察できますが，その一部で連続性を認めます．

LST とは？

LST とは腸管壁に沿って横方向に広がる幅が 10mm 超の腫瘍のことで，側方発育型腫瘍（laterally spreading tumor）の略語です．形態学的に顆粒型（granular type: LST-G），非顆粒型（non-granular type: LST-NG）と分けられます．

参考文献）Uraoka T, Saito Y, Matsuda T, et al. Endoscopic indications for endoscopic mucosal resection of laterally spreading tumours in the colorectum. Gut 2006;55:1592-7.

解答

早期大腸癌（盲腸・上行結腸），Is+IIa（LST-G），35mm，組織型：管状絨毛腺腫内癌，深達度：粘膜内．

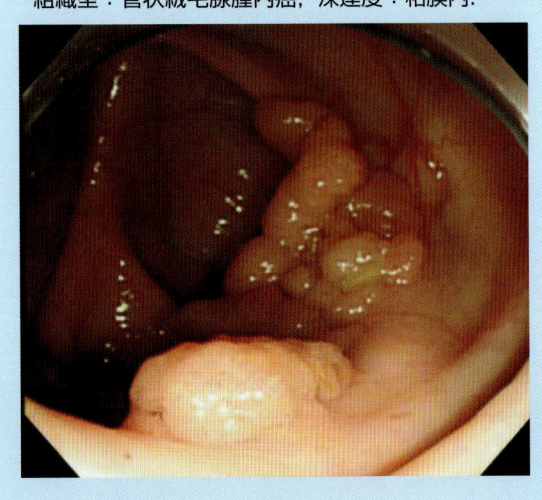

S 状結腸，Is ポリープ，3.5mm．内視鏡では存在確認のみです．大腸 CT で必ずしも指摘する必要はありません．

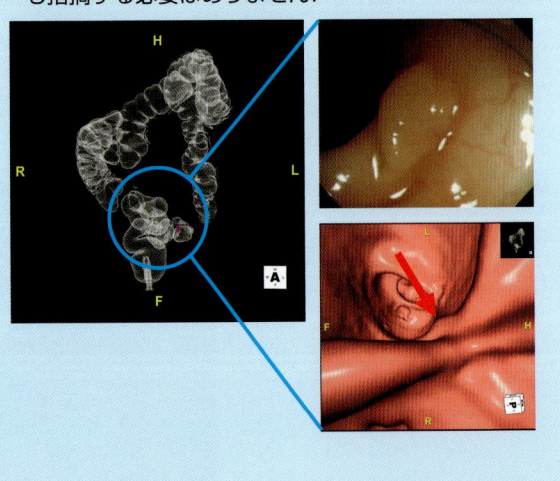

テラリコン・インコーポレイテッド

GAIA-014

症例：60歳代，女性．主訴：下血．
身長：152cm，体重：47kg，前処置：PEG-CM 800mL．
炭酸ガス自動送気装置：エニマCO2（堀井薬品工業）．
ガス送気総量　第一体位：2780mL，第二体位：3000mL．

使用装置	64列CT	
体位	仰臥位	腹臥位
管電圧	120kVp	
管電流AEC設定	SD20	
min-max, mA	61-90	70-100
収集スライス厚	0.5*64 mm	1.0*32mm
ビームピッチ	0.828	0.843
再構成スライス間隔	0.5mm	0.8mm
画像再構成法	FBP	
DLP	454.8mGy・cm	
総被ばく線量	6.8mSV	

仰臥位

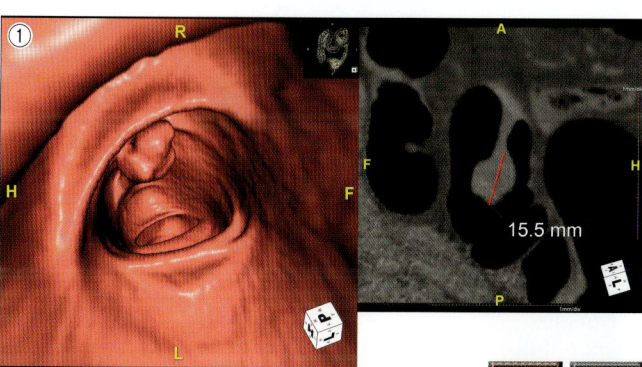

①3次元読影を開始します．肛門から約30cmのS状結腸に，茎（Stalk）がある隆起性病変を認めます．

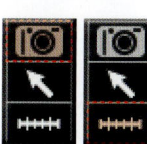

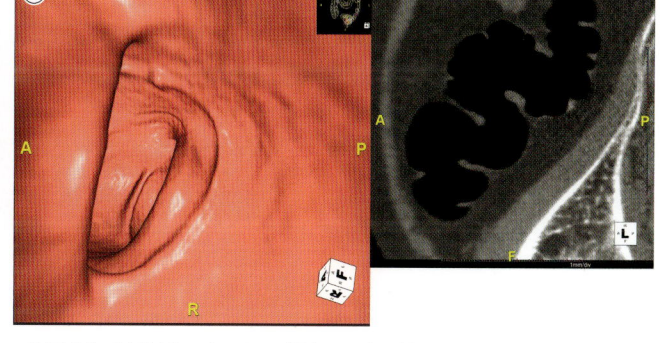

②屈曲やひだが多いところの観察は死角が多いので注意が必要です．

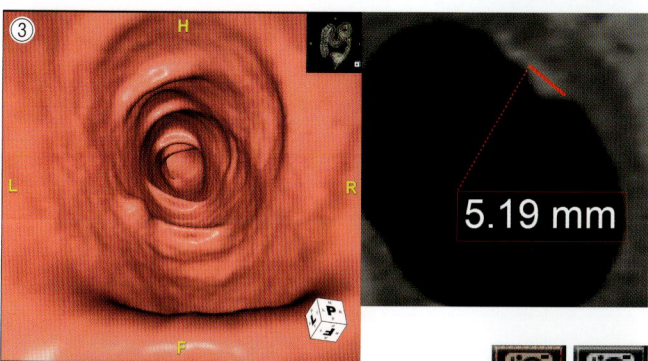

③肛門から約65cmの下行結腸に隆起性病変を認めます．

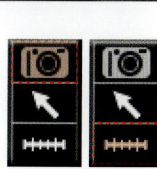

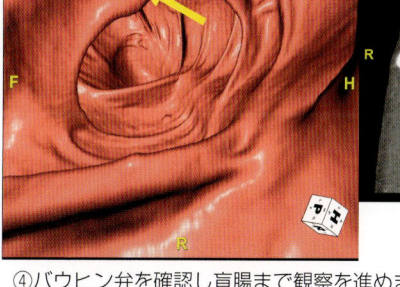

④バウヒン弁を確認し盲腸まで観察を進めます．その後反転し，盲腸→肛門へ観察を行います．

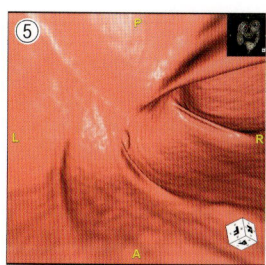

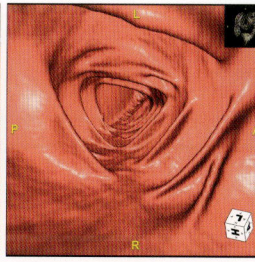

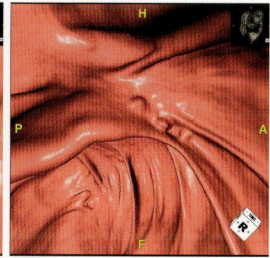

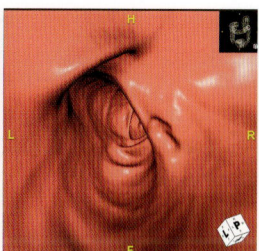

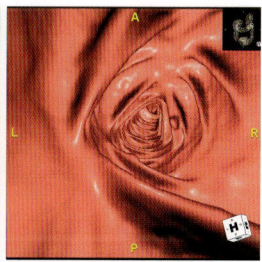

⑤この症例は低用量腸管前処置のため腸管内に多数の小隆起を認めます．原則として，そのつど2次元画像で内部CT値やガスの混入などを確認し病変かどうかを判断しますが，神経質になる必要はありません．背景として，欧米の大腸CTガイドラインやコンセンサスでは6mm以上の病変が拾い上げの対象となっています．大腸CTでは，5mm以下の病変の診断精度は担保されていないことも理由です．

87

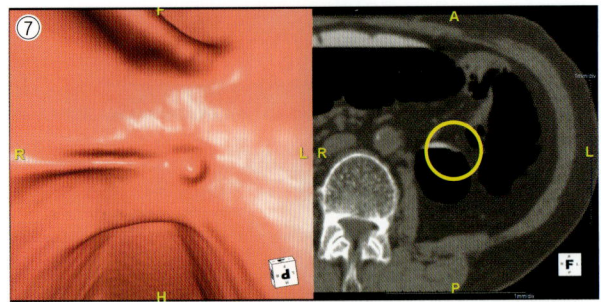

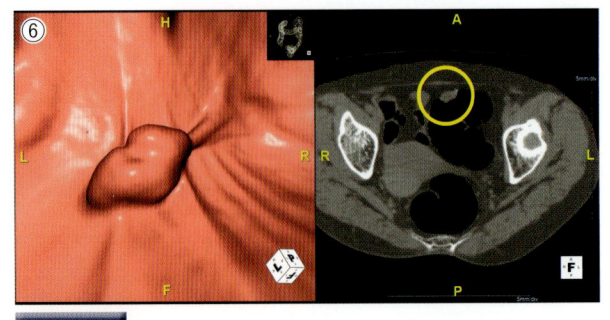

2 腹臥位　腹臥位の3次元読影でも，仰臥位で指摘されたS状結腸（⑥）と下行結腸（⑦）の病変が観察されます．

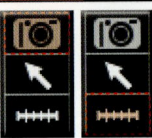

1 仰臥位
2 腹臥位

⑧3次元読影に続いて2次元読影を行います．

⑨タギングされた残液内の陰影が病変かどうか2体位で比較し判断します．

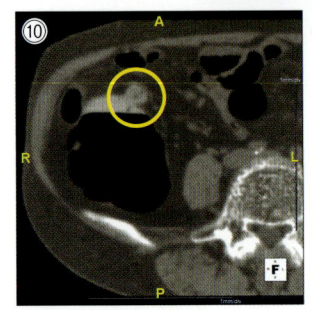

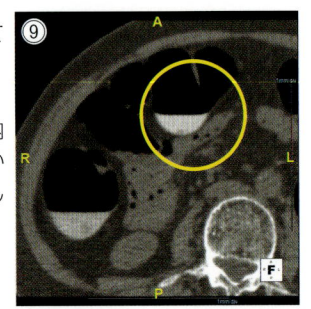

⑩2次元読影では大腸憩室が明瞭に描出されています．

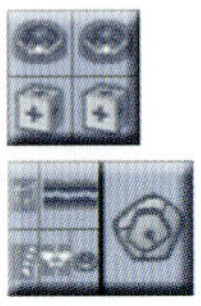

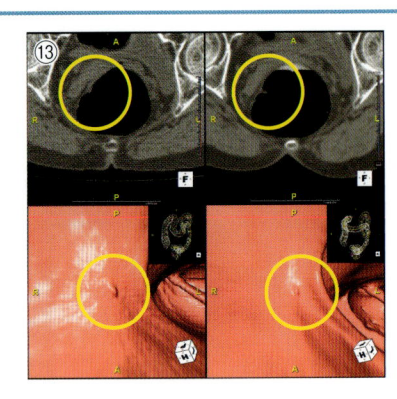

⑪⑫2体位で病変部を比較し移動の有無などを見ます．
⑬ただし，壁に付着した残渣の中には体位変換で移動しないものもあります．

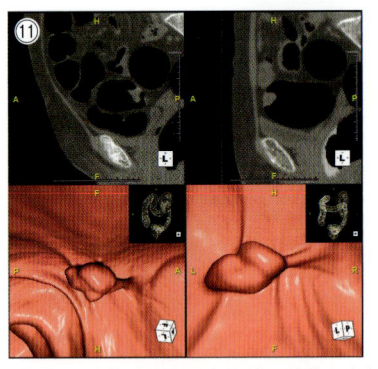

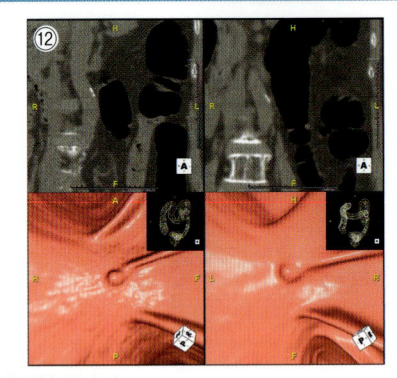

➡ この症例のポイント！

- 腸管前処置の状態によっては腸管内に病変様の隆起が多発することがありますが，2次元画像や2体位比較をていねいに行うことで見落としが少なくなります．
- 壁に付着した残渣は体位変換で移動しないことがあり，タギングされていない場合は病変との鑑別は難しいことがあります．

解答

S状結腸，Ipポリープ，15mm，腺腫．　　下行結腸，Ipポリープ，5mm，腺腫．

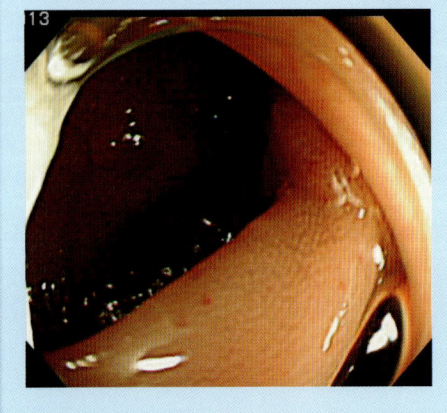

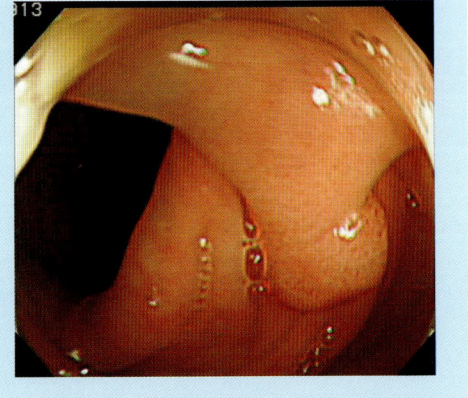

GAIA-015

使用装置	64列CT	
体位	仰臥位	腹臥位
管電圧	120kVp	
管電流 AEC 設定	SD16	SD18
min-max, mA	35-80	16-70
収集スライス厚	0.5*64 mm	1.0*32mm
ビームピッチ	0.828	0.843
再構成スライス間隔	0.5mm	0.8mm
画像再構成法	FBP	
DLP	未測定	
総被ばく線量	未測定	

症例：50歳代，女性．主訴：貧血精査．
身長：148cm，体重：42kg，前処置：PEG-C 2000mL．
炭酸ガス自動送気装置：エニマCO2（堀井薬品工業）．
ガス送気総量　第一体位：2400mL，第二体位：3000mL．

1 仰臥位 3次元読影を開始します．

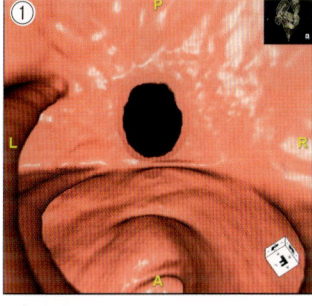

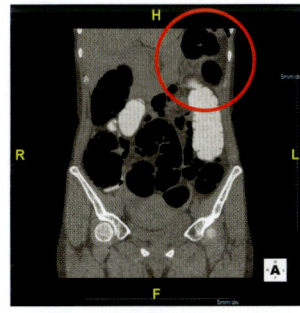

① 脾弯曲部にデータ欠損部分があります．頭側の撮影範囲が狭かったことが原因です．3次元読影では特に病変を指摘できません．

2 腹臥位 3次元読影を開始します．

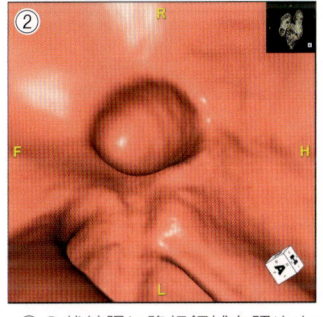

② S状結腸に隆起領域を認めます．立ち上がりがやや緩やかで粘膜下病変が疑われます．

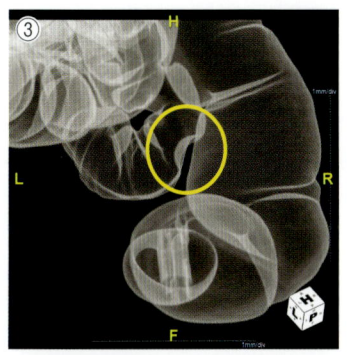

③ 注腸類似像で病変の側面像の観察してみます．病変の立ち上がりが緩やかなことがわかります．

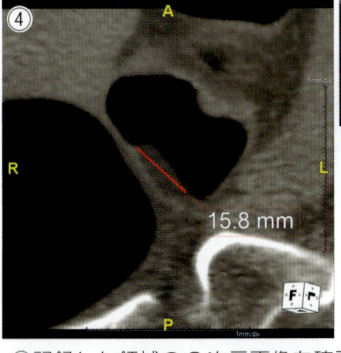

④ 記録した領域の2次元画像を確認します．周囲より黒くCT値が低いことがわかります．サイズも計測します．

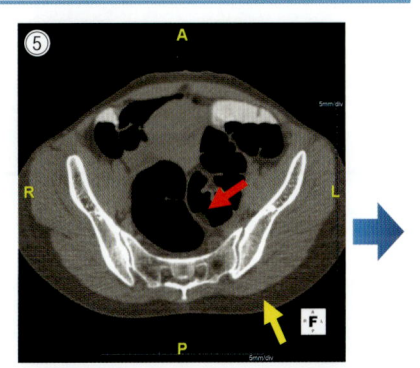

⑤ 指摘領域（赤矢印）のCT値が臀部皮下脂肪（黄色矢印）とほぼ同じであることから，脂肪腫と判断できます．

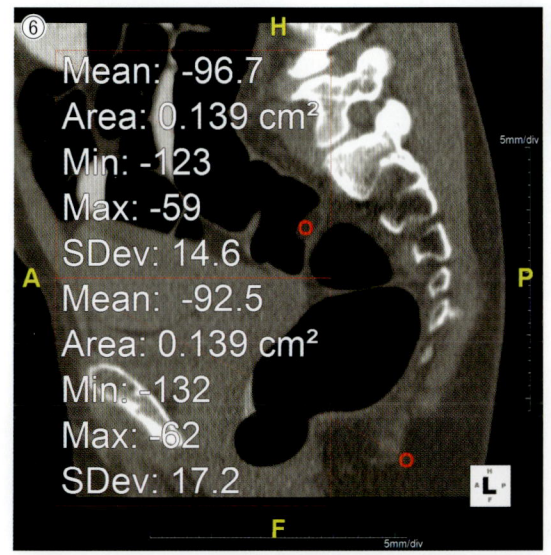

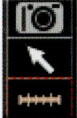

⑥ CT値を計測するのもひとつの方法です．計測すると，病変内部のCT値と臀部皮下脂肪のCT値が近いことがわかります．

1 仰臥位

⑦ 3次元読影では病変を指摘することができなかった仰臥位で，2次元読影を開始します．腹臥位の情報から，残渣内に脂肪腫が埋没していることが推測されます．

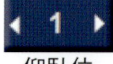

1 仰臥位

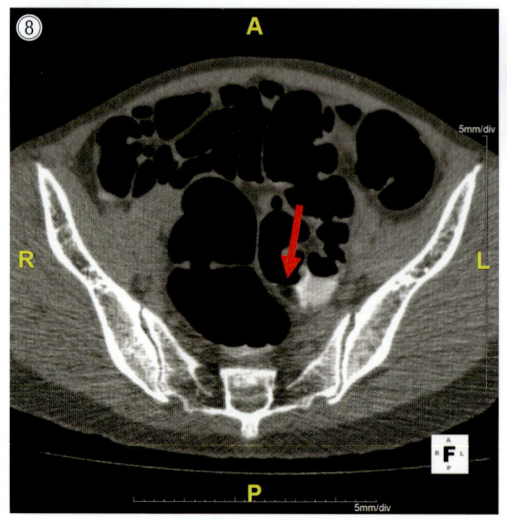

⑧ 2次元読影でS状結腸にCT値の低い病変がタギングされた残渣内に指摘できます．病変を記録します．

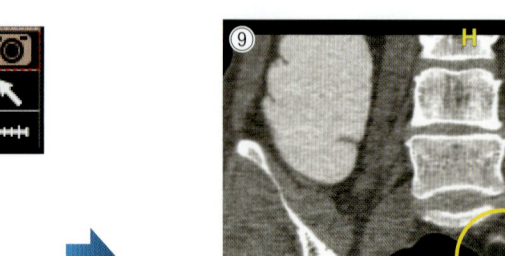

⑨ Coronal像です．周囲の軟部組織より明らかにCT値が低いことが明瞭です．

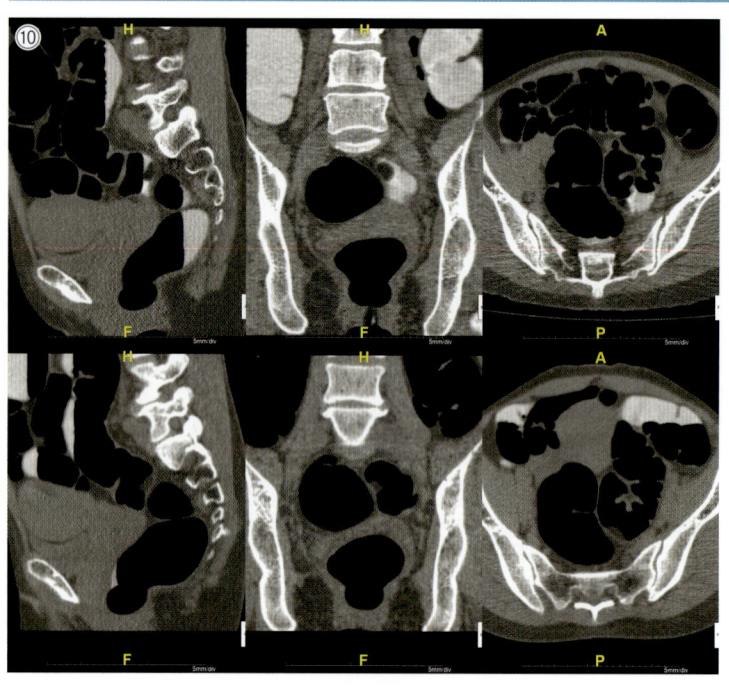

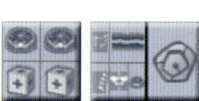

⑩ 2体位比較読影を行います．S状結腸の脂肪腫が2体位で同一の部位にあることが確認できます．
2次元読影を終了し，他に病変がないことを確認します．

この症例のポイント！

- ✓ 粘膜下腫瘍は病変の立ち上がりがなだらかです．
- ✓ 脂肪腫の内部CT値は，他の大腸病変（癌，腺腫，のう胞など）より低い値をとるため鑑別が可能です．
- ✓ 脂肪腫は，その内部CT値が内臓脂肪や臀部の脂肪と同等であることを確認することで診断できます．

解答

S状結腸，16mm，脂肪腫．

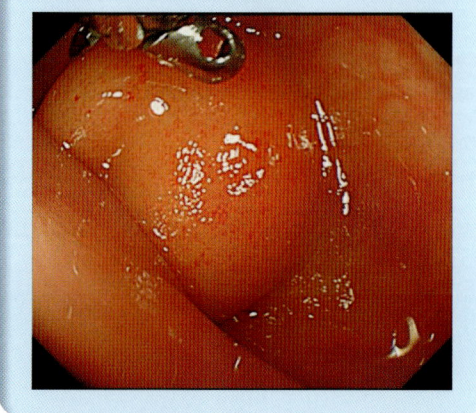

GAIA-016

症例：40歳代，男性．主訴：任意型検診．
身長：155cm，体重：75kg，前処置：PEG-CM 800mL．
炭酸ガス自動送気装置：エニマCO2（堀井薬品工業）．
ガス送気総量 第一体位：1900mL，第二体位：2100mL．

使用装置	64列CT	
体位	仰臥位	腹臥位
管電圧	120 kVp	
管電流 AEC 設定	SD20	
min-max, mA	51-93	51-80
収集スライス厚	1.0*32mm	
ビームピッチ	0.843	
再構成スライス間隔	1.0mm	
画像再構成法	FBP	
DLP	444.3 mGy・cm	
総被ばく線量	6.66 mSv	

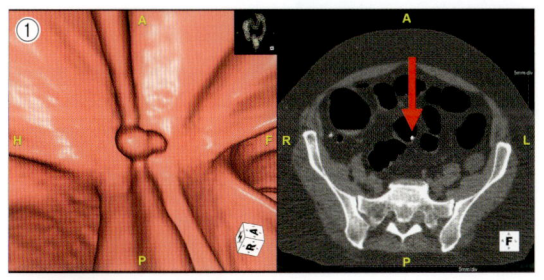

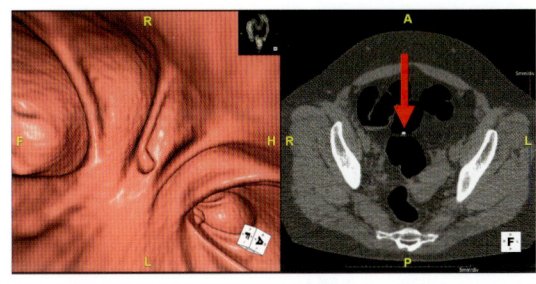

1　仰臥位

①3次元読影を開始します．この症例は低用量腸管前処置のため腸管内に多数の小隆起を認めます．原則として，そのつど2次元画像で内部CT値やガスの混入などを確認し病変かどうかを判断します．固形残渣が多い場合，2次元画像で病変の拾い上げをすることも有用です．

3次元画像による病変の拾い上げを継続した場合

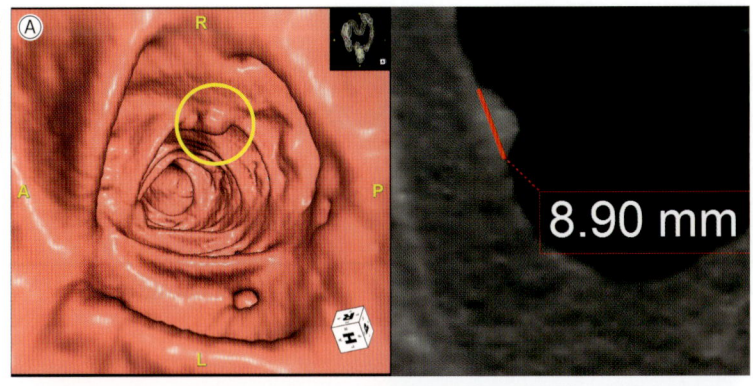

Ⓐ上行結腸にも固形残渣が多く認めますが，肛門から約152cmの隆起部分の内部陰影はタギングされておらず均一です．病変の可能性があります．

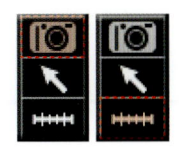

2　腹臥位

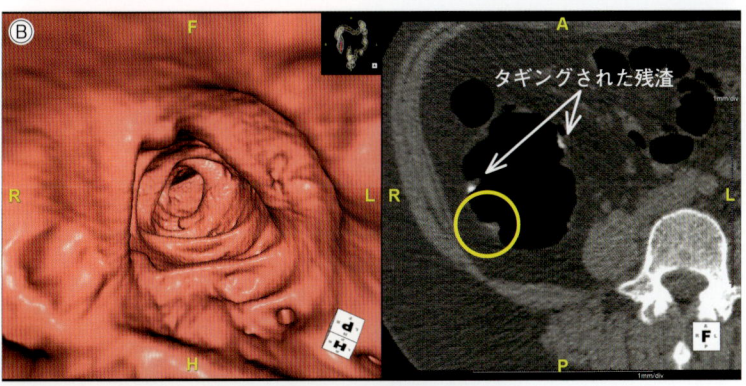

Ⓑ腹臥位でも3次元画像による拾い上げを進めます．タギングされた固形残渣が多く，読影は大変です．
肛門から約148cmの上行結腸に隆起を認め，軟部組織のCT値であるため病変を疑います．

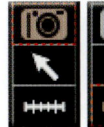

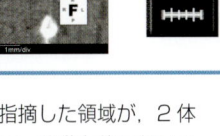

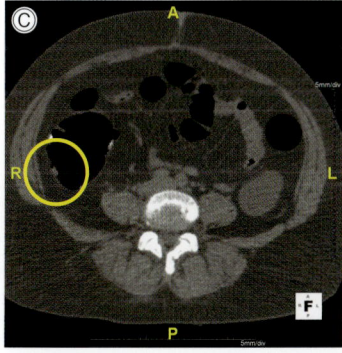

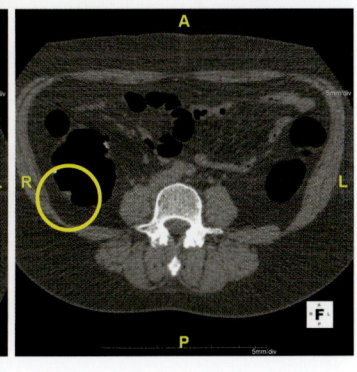

Ⓒ上行結腸の指摘した領域が，2体位比較読影で，移動を伴わないことから病変と診断できます．3次元読影→2次元読影を行います．

病変の拾い上げを2次元画像に変更した場合

◀ 1 ▶
仰臥位

Axial画像で，直腸から近位側に向かって，大腸の粘膜面を順に観察していきます．S状結腸，下行結腸のタギングされた固形残渣が目立ちます．白くタギングされていることから病変ではなく残渣と判断できます．

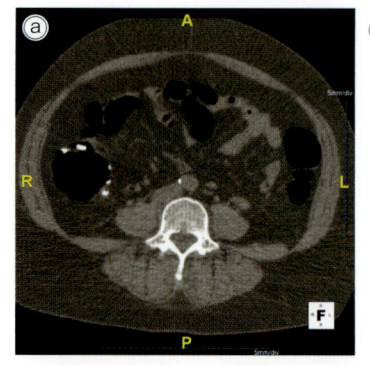

ⓐ上行結腸にも多くの固形残渣を認めます．

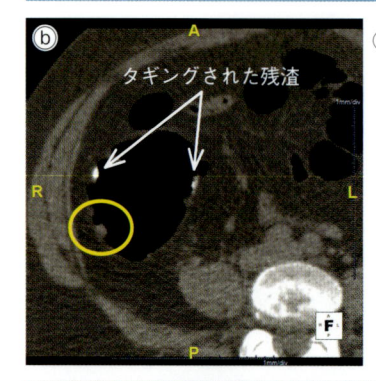

ⓑ肛門から約152cmの上行結腸に隆起の内部陰影はタギングされておらず均一です．病変の可能性があります．

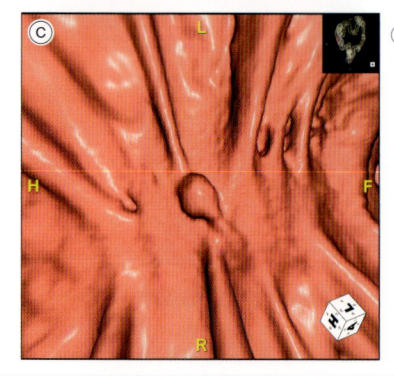

ⓒ指摘した領域を3次元画像で確認します．形態からも病変として矛盾しません．

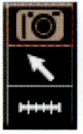

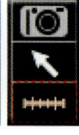

◀ 2 ▶
腹臥位

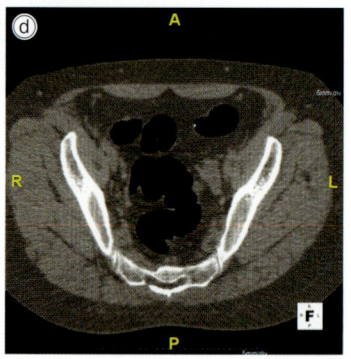

ⓓAxial画像による読影を直腸からはじめます．

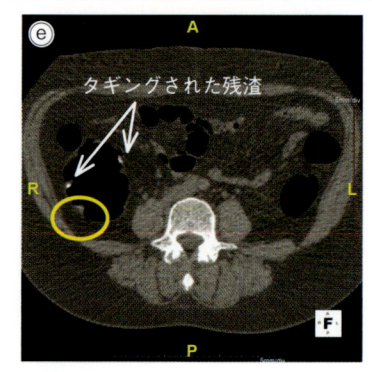

ⓔ肛門から約148cmの上行結腸にタギングされていない隆起を認めます．3次元画像でも確認します．

ⓕ2体位比較読影で上行結腸の指摘した領域が，病変であることを確認します．

この症例のポイント！

✓ 残渣が多量に存在しますが，良好にタギングされているため，残渣と病変の鑑別が可能です．
✓ 低用量の腸管前処置では，固形残渣が多くなる傾向があります．
✓ このような場合には2次元読影を先に行うことで，つまりAxial画像で病変を拾い上げることで，読影時間の短縮を図れますが，より高度な読影技術が必要です．

解答

上行結腸，Ipポリープ，9mm，腺腫．

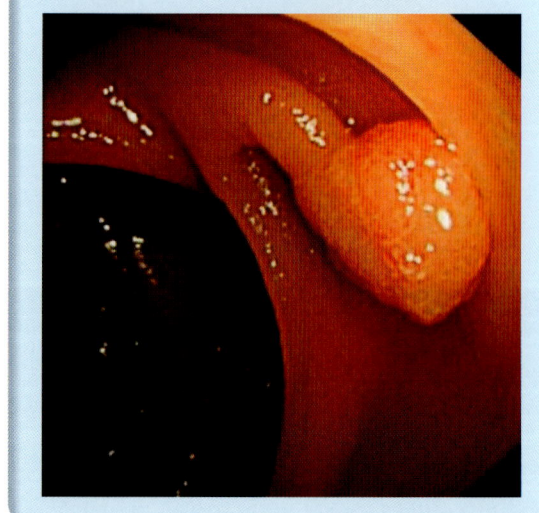

GAIA-017

症例：60歳代，女性．主訴：任意型検診．
身長：155cm，体重：52kg，前処置：PEG-C 2000mL．
炭酸ガス自動送気装置：エニマCO2（堀井薬品工業）．
ガス送気総量 第一体位：3100mL，第二体位：3300mL．

使用装置	64列CT	
体位	仰臥位	腹臥位
管電圧	120 kVp	
管電流 AEC 設定	SD20	
min-max, mA	22-70	16-50
収集スライス厚	1.0*32mm	
ビームピッチ	0.843	
再構成スライス間隔	1.0mm	
画像再構成法	FBP	
DLP	250.4 mGy・cm	
総被ばく線量	3.76 mSv	

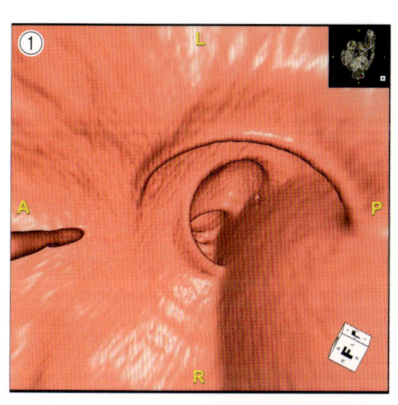

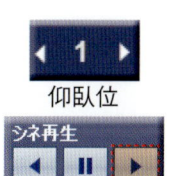

① 3次元読影を開始します．

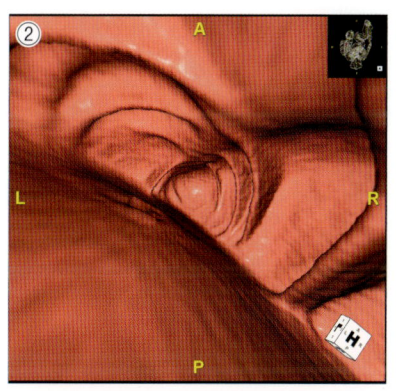

② 盲腸まで観察して，折り返し直腸まで観察します．

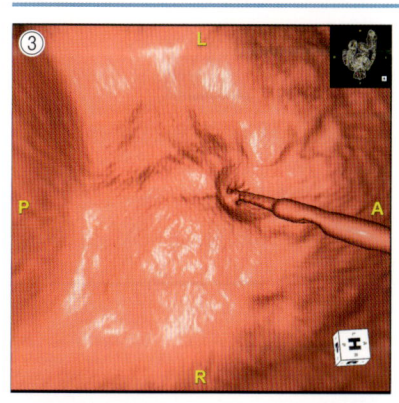

③ 仰臥位の3次元読影終了．腫瘍性病変は指摘できません．

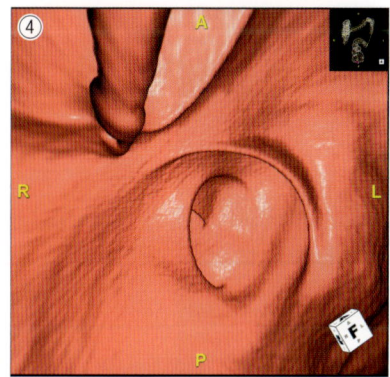

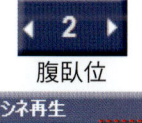

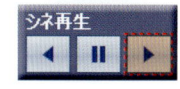

④ 3次元読影を開始します．

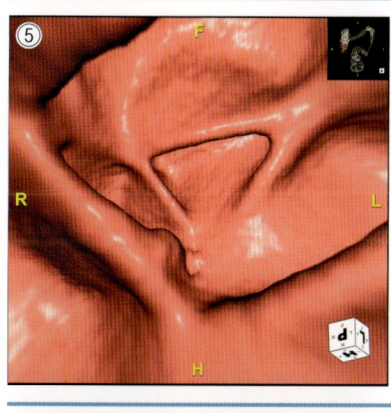

⑤ 肛門から約131cmの上行結腸に隆起性病変を認めます．

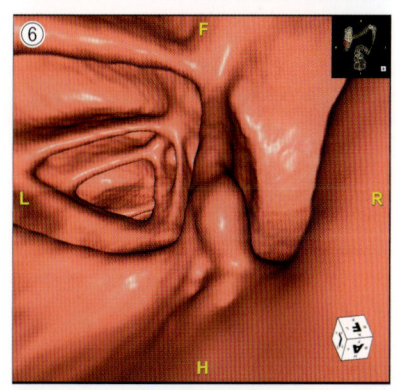

⑥ 上行結腸に認めた隆起性病変を正面視した画像です．

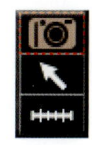

病変を記録します．

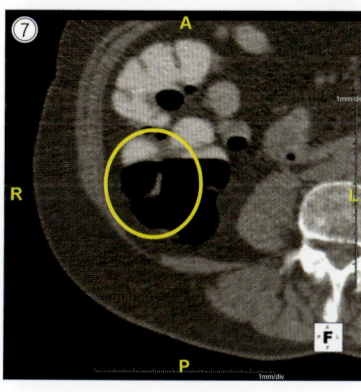

⑦ 隆起性病変の内部陰影を確認します．軟部組織のCT値で内部は均一です．ガスの混入を認めず，病変が疑われます．

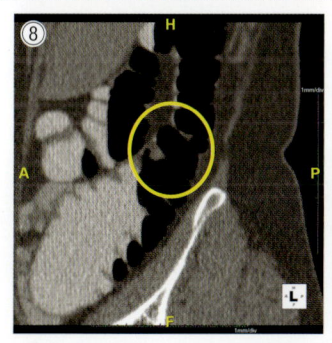

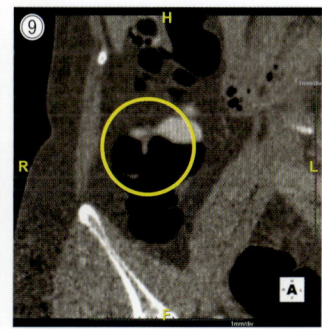

⑧⑨ Sagittal, Coronal 画像でも同様です．

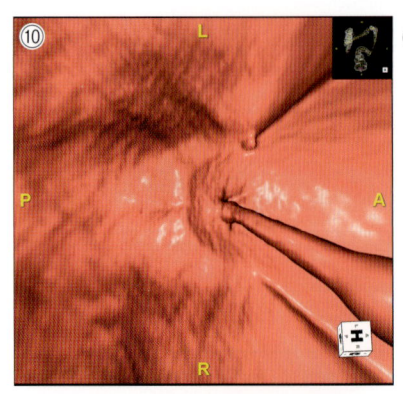

⑩腹臥位の3次元読影終了．
3次元画像で拾い上げができなかった病変がないかを2次元読影にて確認します．

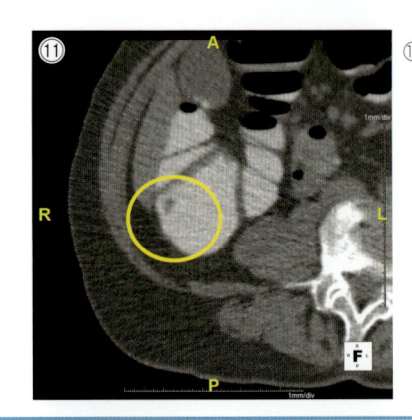

⑪仰臥位のAxial画像にて，上行結腸のタギングされた残液の中に埋もれた病変を疑います．
Axial画像の136枚目のスライスのあたりになります．

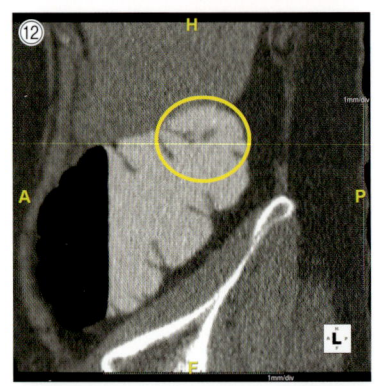

⑫ Sagittal画像でも同様に病変を疑います．

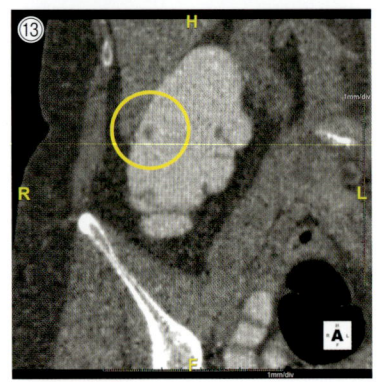

⑬ Coronal画像でも同様に病変を疑います．2次元読影で他に病変を認めません．

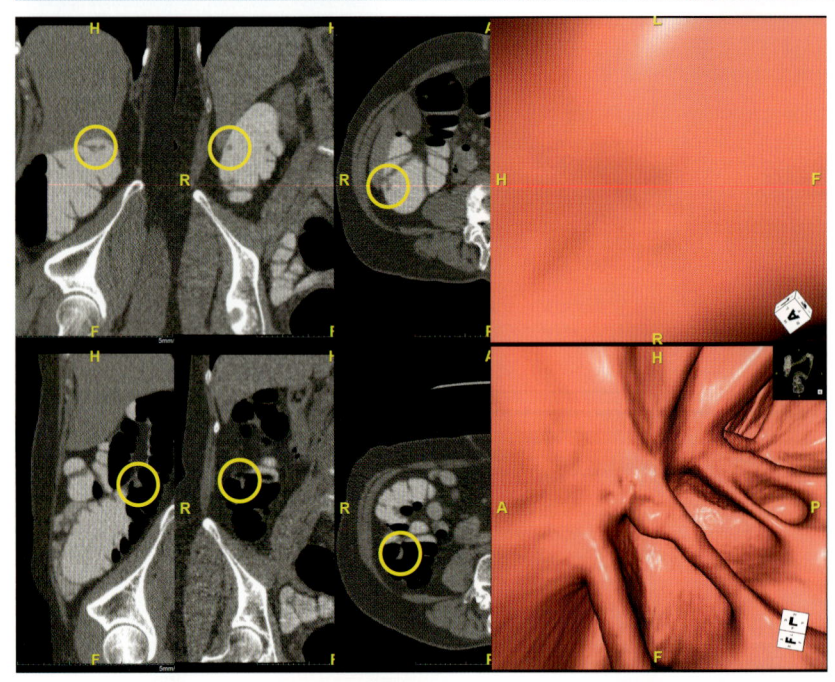

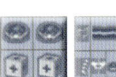

2体位の比較読影を行います．仰臥位で残液により水没していますが，病変を疑った陰影の内部濃度の均一，両体位で描出できることから病変と診断できます．

➡ この症例のポイント！

- 仰臥位で残液に病変が水没していますが，2次元画像にて指摘が可能です．2体位の比較読影を行うことで，同じ位置に病変が存在することが確認できます．
- 内視鏡検査に準じた量の腸管前処置・下剤を使用した場合，液状残渣が多くなります．3次元読影では液状残渣の領域が死角となることに注意してください．

解答

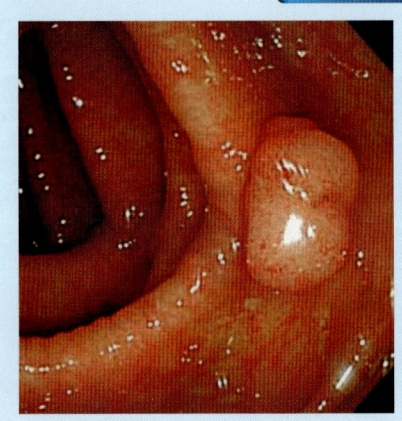

早期大腸癌（上行結腸），
Is，12mm，
組織型：高分化管状腺癌，
深達度：粘膜内．

テラリコン・インコーポレイテッド

GAIA-018

使用装置	64列CT	
体位	仰臥位	腹臥位
管電圧	120 kVp	100 kVp
管電流 AEC 設定	SD20	SD45
min-max, mA	16-40	10-15
収集スライス厚	1.0*32mm	
ビームピッチ	0.843	
再構成スライス間隔	1.0mm	
画像再構成法	FBP	逐次近似応用再構成
DLP	108.8mGy・cm	
総被ばく線量	1.63mSv	

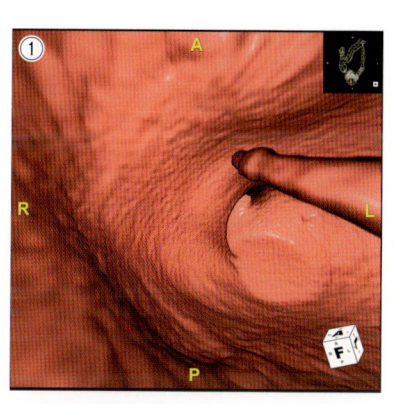

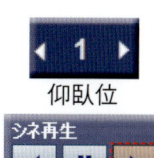

症例：50歳代，女性．主訴：任意型検診．
身長：152cm，体重：51kg，前処置：PEG-C 2000mL．
炭酸ガス自動送気装置：エニマCO2（堀井薬品工業）．
ガス送気総量 第一体位：1800mL，第二体位：2100mL．

① 仰臥位

① 3次元読影を開始します．

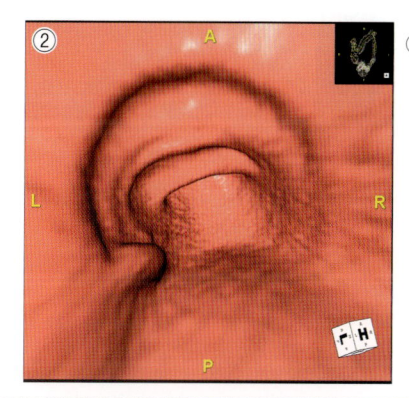

② 肛門から約18cmのS状結腸に隆起性病変を認めます．

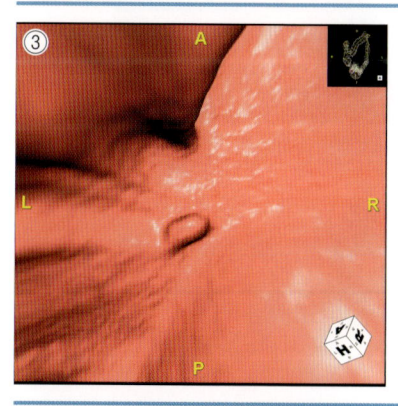

③ S状結腸に認めた隆起性病変を正面視した画像です．

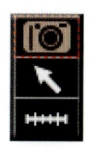

病変を記録します．

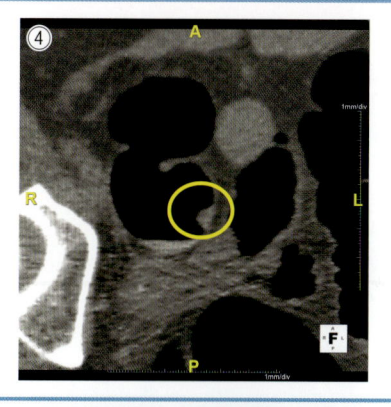

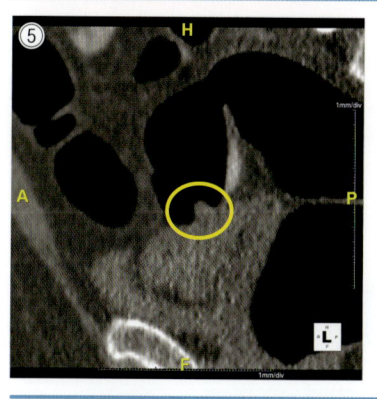

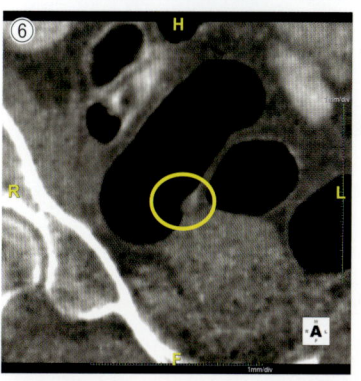

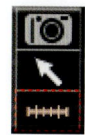

④⑤⑥ Axial，Coronal，Sagittal画像の内部陰影を確認します．軟部組織のCT値で内部は均一です．ガスの混入を認めず，病変が疑われます．
続いて，サイズを記録します．

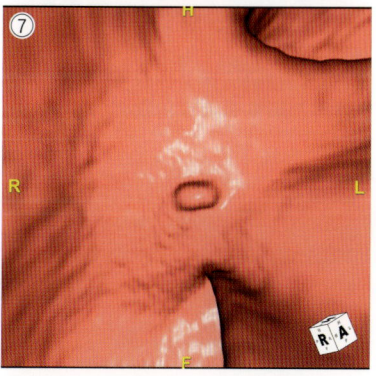

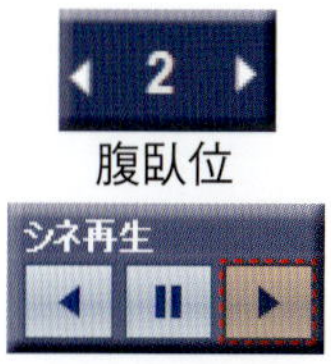

⑦ 腹臥位

⑦ 腹臥位でもS状結腸の病変が肛門から約20cmの部位に認めます．

95

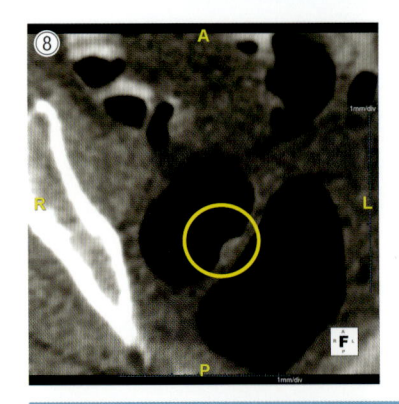

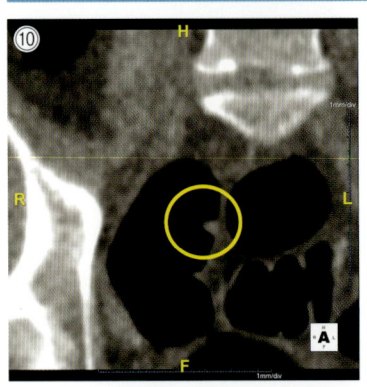

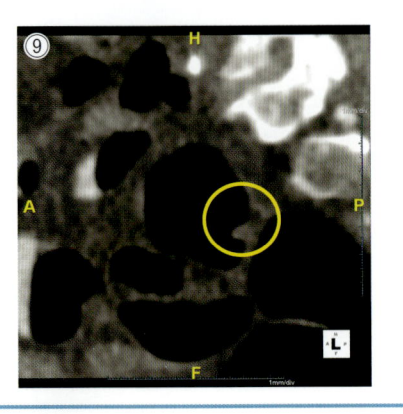

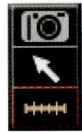

⑧⑨⑩仰臥位同様，Axial，Coronal，Sagittal 画像で内部陰影を確認します．軟部組織の CT 値で内部は均一です．ガスの混入を認めず，病変が疑われます．
続いて，サイズを記録します．
両体位の 2 次元読影を完了し，2 体位の比較読影も必ず行ってください．

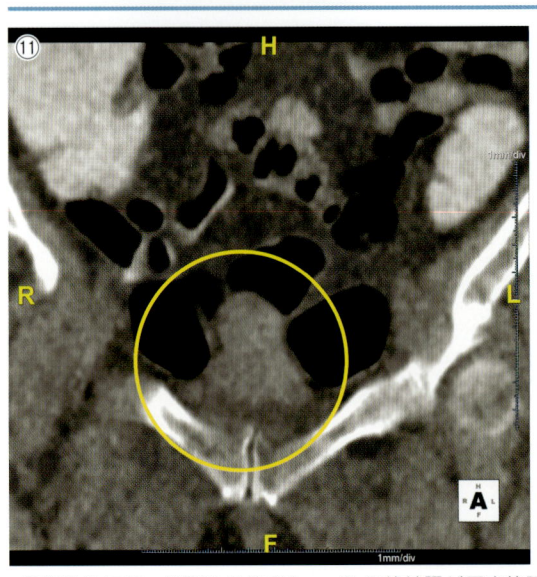

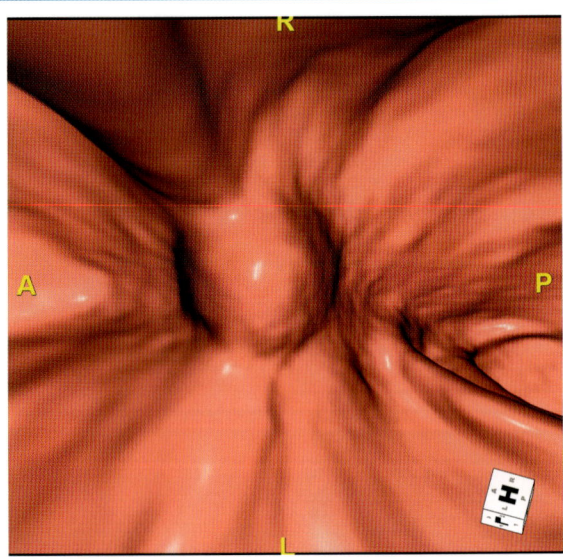

⑪腹臥位にて，肛門から約 32cm の S 状結腸が子宮筋腫を疑う病変によって圧排されています．このように 2 次元画像をていねいにチェックすることで粘膜下腫瘍と腸管外臓器による圧排との鑑別が容易にできます．

この症例のポイント！

- ✓ 二体位目の腹臥位は一体位目の仰臥位より線量を下げて撮影されましたが，逐次近似応用再構成により問題なく病変を指摘することができます．
- ✓ 2 次元画像をていねいにチェックすることで，粘膜下腫瘍と腸管外病変の鑑別が容易にできます．

解答

S 状結腸，Is ポリープ，9mm，腺腫．

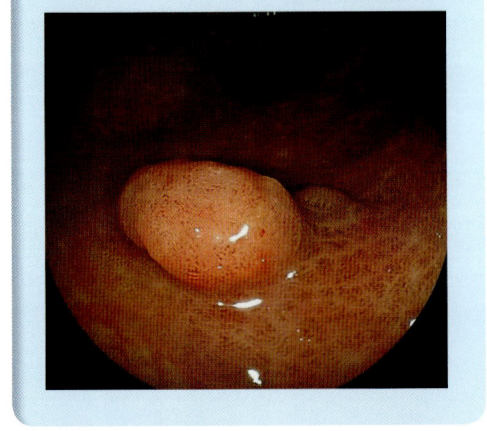

GAIA-019

症例：40歳代，男性．主訴：任意型検診．
身長：178cm，体重：77kg，前処置：PEG-C 2000mL.
炭酸ガス自動送気装置：エニマCO2（堀井薬品工業）．
ガス送気総量 第一体位：2800mL，第二体位：3200mL.

テラリコン・インコーポレイテッド

使用装置	64列CT	
体位	斜位	腹臥位
管電圧	120kVp	100kVp
管電流 AEC 設定	SD20	SD28
min-max, mA	15-70	17-50
収集スライス厚	1.0*32mm	
ビームピッチ	0.843	
再構成スライス間隔	1.0mm	
画像再構成法	FBP	逐次近似応用再構成
DLP	181.8mGy・cm	
総被ばく線量	2.73 mSv	

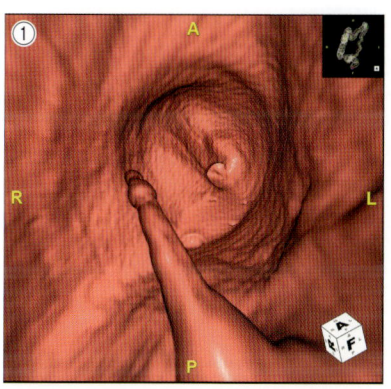

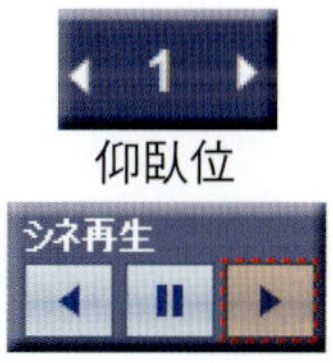

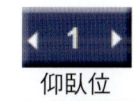

① 第二斜位（ポイント参照）仰臥位 シネ再生
①3次元読影を開始します．

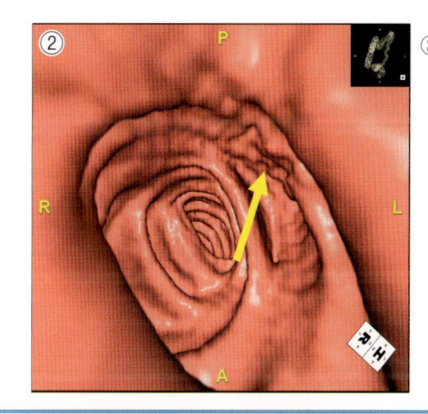

②肛門から約29cmのS状結腸に粘膜面の不整を認めます．こうした不整は残液の表面や残渣であることが多いのですが，そのつどチェックをすることをおすすめします．

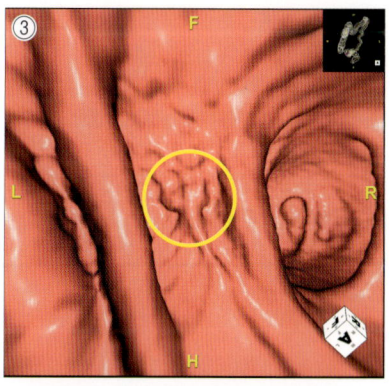

③正面視して見ると隆起様にも見えます．必ず，2次元画像で内部陰影の観察を行います．

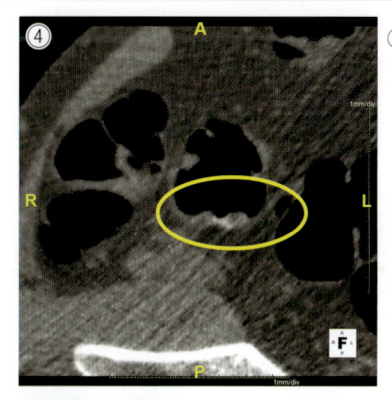

④タギングされていない領域が観察されます．病変の可能性があります．
領域を記録します．

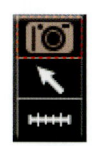

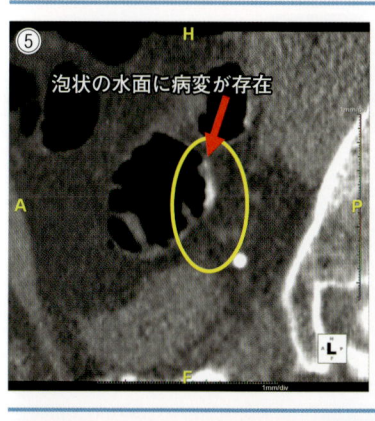

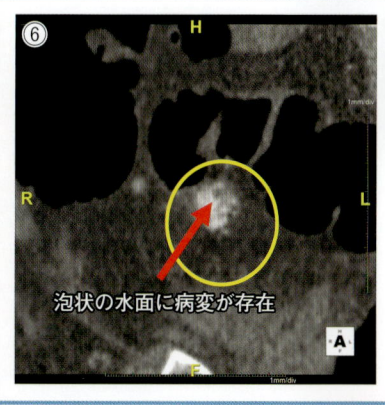

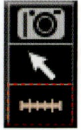

⑤ 泡状の水面に病変が存在
⑥ 泡状の水面に病変が存在

⑤，⑥内部陰影を確認します．軟部組織のCT値で内部は均一です．ガスの混入を認めず，病変が疑われます．
タギングされた泡状の水面に病変が存在してます．仰臥位の観察から病変が疑われました．

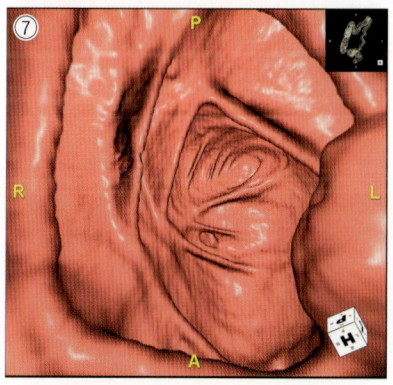

⑦盲腸まで観察して，折り返し直腸まで観察します．

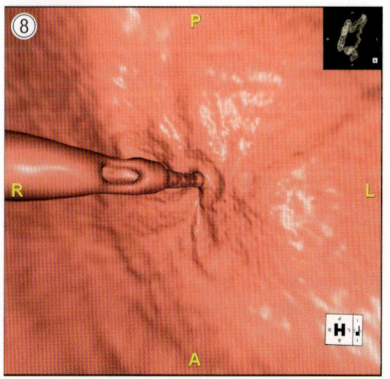

⑧仰臥位の3次元読影終了．

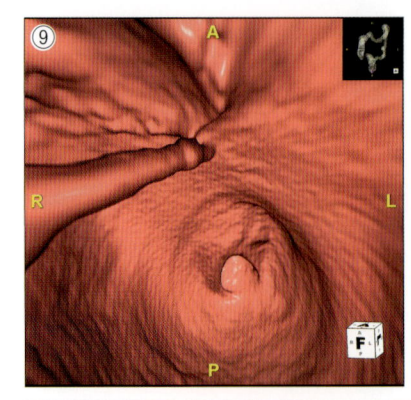

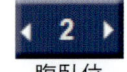

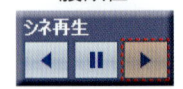

⑨ 3次元読影を開始します．

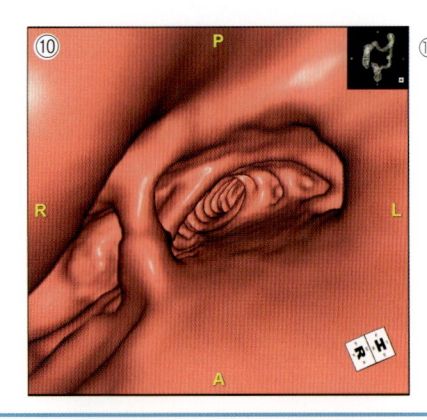

⑩ 肛門から約32cmのS状結腸に隆起性病変を認めます．仰臥位より病変の指摘は容易です．

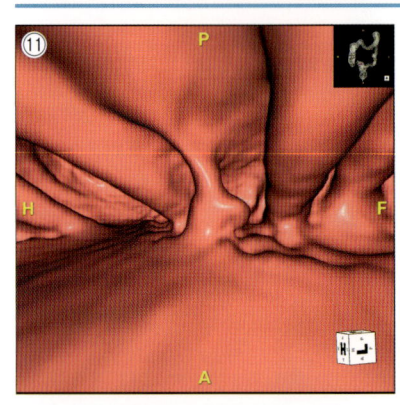

⑪ S状結腸に認めた隆起性病変を正面視した画像です．

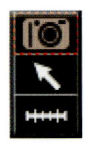

病変を記録します．

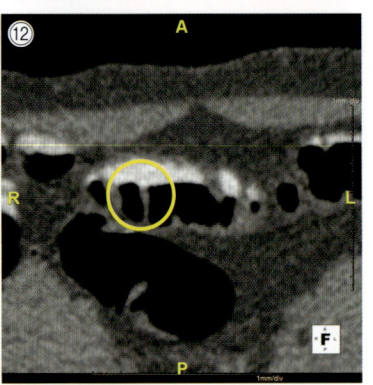

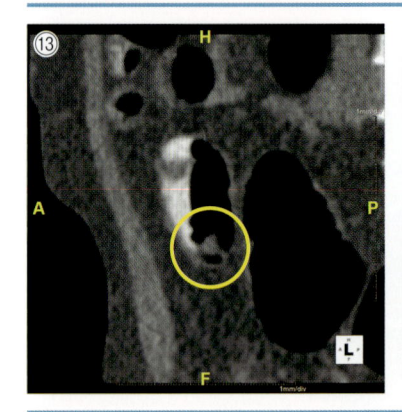

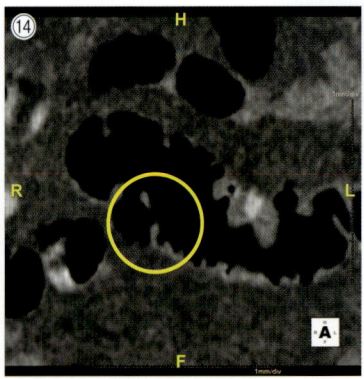

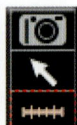

⑫～⑭内部陰影を確認します．軟部組織のCT値で内部は均一です．ガスの混入を認めず．病変が疑われます．
病変の一部がタギングされた泡状の水面に存在してます．さらに2体位の比較読影により，同じ部位であることがわかり，残渣でなく病変であることが確定します．

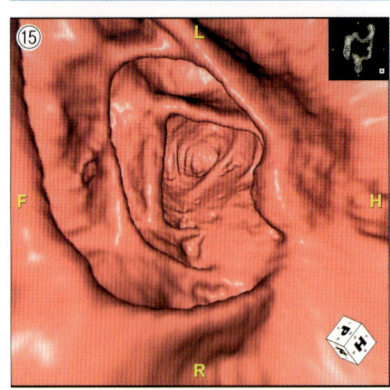

⑮ 盲腸まで観察して，折り返し直腸まで観察します．

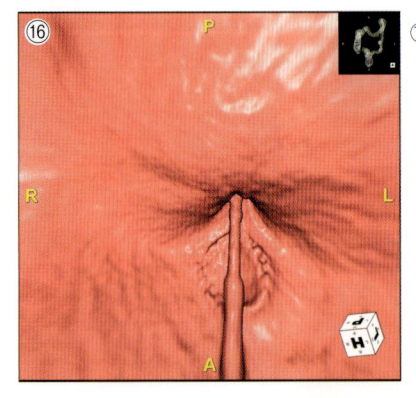

⑯ 腹臥位の3次元読影を終了します．両体位で2次元読影を行います．3次元画像で拾い上げができなかった病変がないか確認します．

この症例のポイント！

- ✓ タギングされた泡状残液の水面に病変が存在しますが，2次元画像にて病変の指摘が可能です．
- ✓ 両体位において，病変の茎の存在が確認できます．病変頭部が動いているのが2次元画像の比較で確認できます．
- ✓ 仰臥位のスカウト撮影の際，下行結腸の拡張が足りないため，良好な拡張を得るため第二斜位（体の左を前に出す．左腰を上げる）で撮影しています．柔軟に対応することで拡張が改善します．

解答

S状結腸, Ip ポリープ, 8mm, 腺腫．

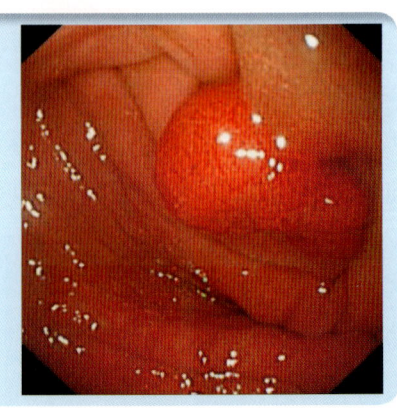

98

GAIA-020

テラリコン・インコーポレイテッド

使用装置	16列CT	
体位	仰臥位	腹臥位
管電圧	120 kVp	
管電流 AEC 設定	SD16	SD18
min-max, mA	70-110	45-100
収集スライス厚	1.0*16mm	
ビームピッチ	0.938	
再構成スライス間隔	0.8mm	
画像再構成法	FBP	
DLP	未測定	
総被ばく線量	未測定	

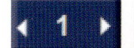

症例：60歳代，男性．主訴：便潜血陽性．
身長：169cm，体重：65kg，前処置：PEG-C 2000mL．
炭酸ガス自動送気装置：エニマCO2（堀井薬品工業）．
ガス送気総量：第一体位：2000mL，第二体位：2100mL．

1 仰臥位

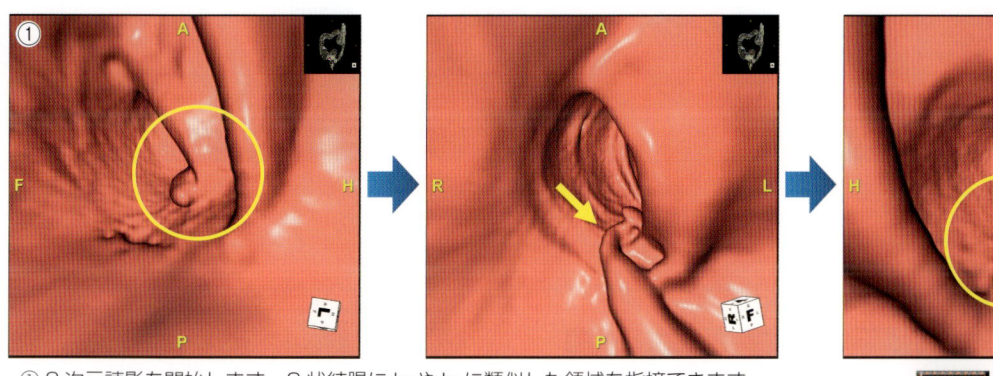

①3次元読影を開始します．S状結腸にIpやIsに類似した領域を指摘できます．

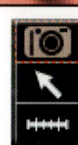

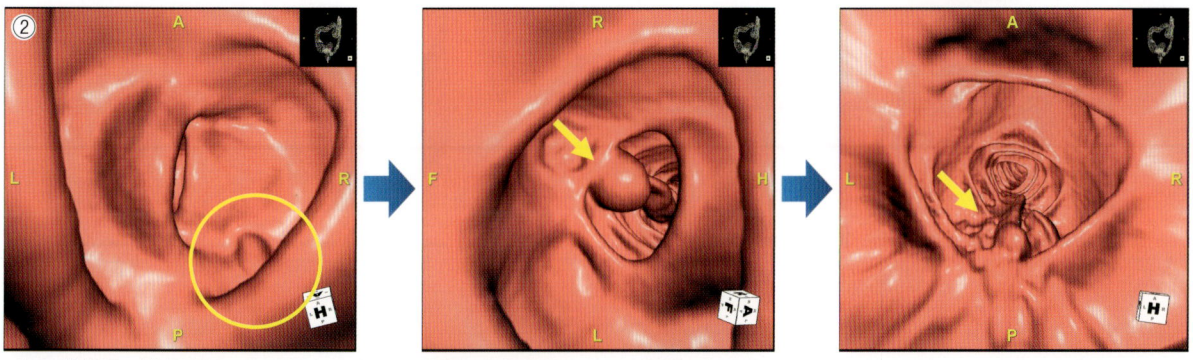

②S状結腸〜横行結腸にかけてもIpやIsに類似した領域をいくつか指摘できます．

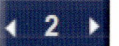

2 腹臥位

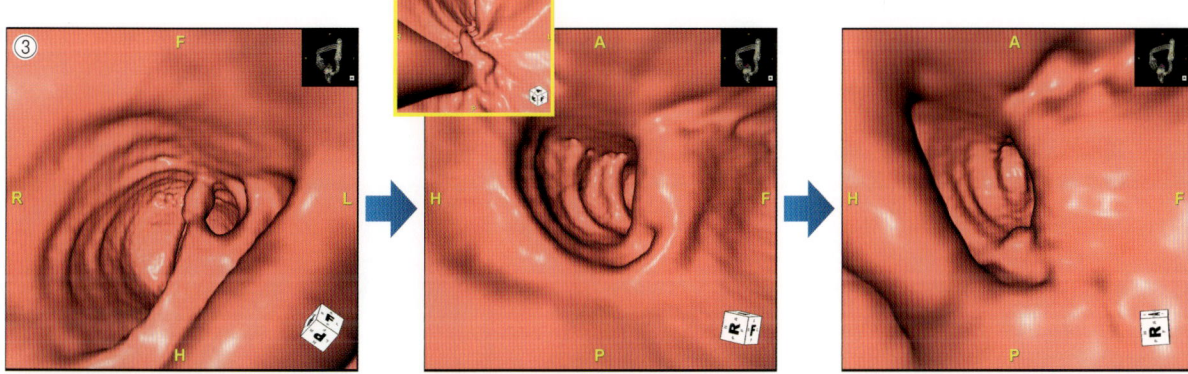

③S状結腸〜横行結腸にかけてIpやIsに類似した領域を複数指摘できます．
Ip様の領域は仰臥位と比べると明らかに移動しているものを複数認めます．

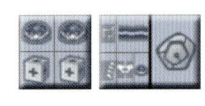

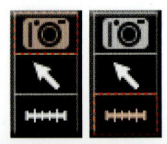

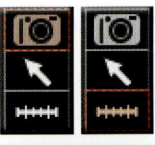

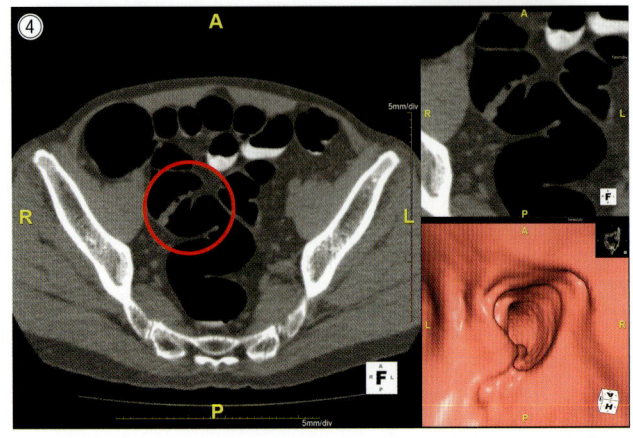

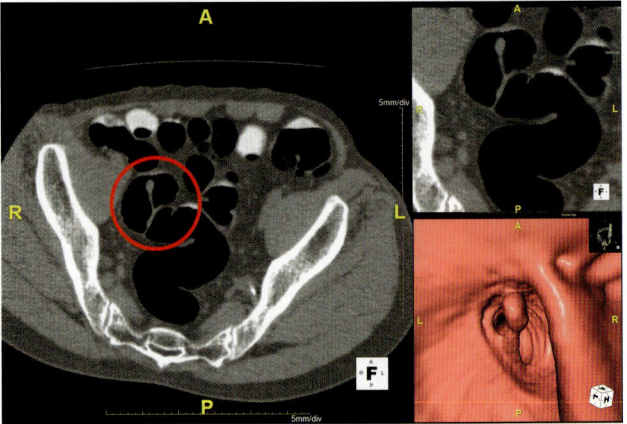

④仰臥位で肛門から約 20cm の S 状結腸，腹臥位で肛門から約 24cm の S 状結腸に軟部組織陰影を認めます．両体位の比較を行うと，Ip ポリープの特徴である本体は重力方向に移動し，茎（Stalk）の付け根は同じ位置にあることがわかります．本症例では多数の固形残渣がありますが，この領域は病変と診断します．

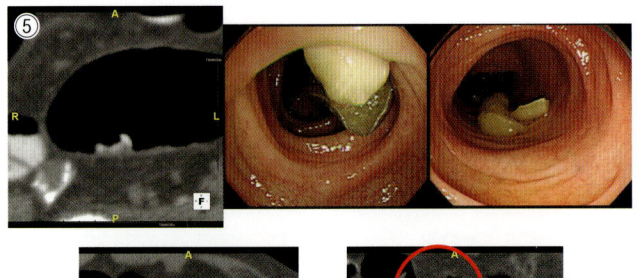

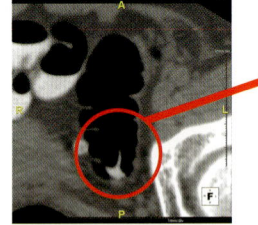

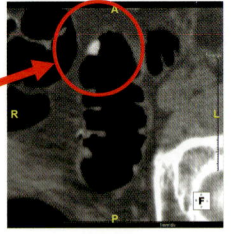

タギングされた固形残渣（キノコ）と明らかな移動

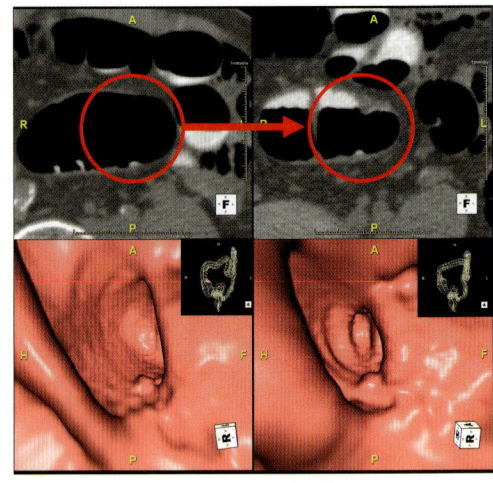

タギングされた移動しない固形残渣

⑤この症例は固形残渣が多数あります．残渣が多いと読影に時間がかかりますが，2 次元画像でタギングを確認することで残渣であることが容易に判断できます．

Ip 様領域として観察された残渣はキノコです．キノコは一見すると Ip 様領域に見えます．今回の症例では，きちんとタギングされ，重力方向に移動しています．しかし，タギング不良や腸管の拡張不足で移動の確認ができないと偽陽性の要因になります．検査前日の食事指導では固形残渣の原因となるキノコや繊維質の多い食事を控えるように説明します．

この症例のポイント！

- ✓ 固形残渣が多い症例です．検査前日の食事は，消化不良となる食品の摂取を控えるように説明をします．
- ✓ 固形残渣が多く存在しても，タギングを実施していれば，2 次元読影で正しい診断が可能です．
- ✓ 移動しない残渣も時には存在します．タギングを行っていない場合は，偽陽性となる可能性が高くなります．

解答

S 状結腸，Ip ポリープ，14mm，腺腫．

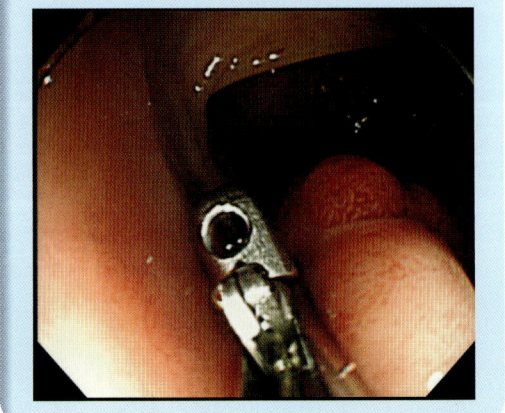

大腸CTを身につける！
症例で学ぶ大腸CT診断

2014 年 9 月 15 日	第 1 版第 1 刷
2015 年 2 月 25 日	第 1 版第 2 刷
2019 年 7 月 20 日	第 1 版第 3 刷©

監　　　修　消化管先進画像診断研究会
　　　　　　日本消化器がん検診学会　大腸CT検査技師認定委員会
編　　　集　永田浩一・遠藤俊吾
発 行 人　小林俊二
発 行 所　株式会社シービーアール
　　　　　　東京都文京区本郷 3-32-6　〒113-0033
　　　　　　☎(03)5840-7561（代）Fax(03)3816-5630
　　　　　　E-mail／sales-info@cbr-pub.com
　　　　　　ISBN 978-4-908083-00-6　C3047
　　　　　　定価は裏表紙に表示
装　　　幀　三報社印刷株式会社
印 刷 製 本　三報社印刷株式会社
　　　　　　©Koichi Nagata・Shungo Endo 2014

本書の内容の無断複写・複製・転載は，著作権・出版権の侵害となることがありますのでご注意ください．

JCOPY　＜(一社)出版者著作権管理機構　委託出版物＞

本書の無断複製は著作権法上での例外を除き禁じられています．複製される場合は，そのつど事前に，(一社)出版者著作権管理機構（電話 03-5244-5088，FAX 03-5244-5089，e-mail: info@jcopy.or.jp）の許諾を得てください．

●本テキストは，株式会社 AZE，テラリコン・インコーポレイテッドのワークステーションをもとに解説を行っています．その他のワークステーションでも，DVD による DICOM データのインポートが可能なワークステーションであれば，本テキストの使用が可能です．